ココロとカラダを整える
オトナ女子の休み方

著 友野なお
睡眠コンサルタント
イラスト omiso

イースト・プレス

はじめに

20代の終わり、私には仕事も収入もなく、人間不信から恋もできませんでした。重度のパニック障害で外出もできず、今よりも15kg以上太り、古くから私を知る友人が私だと認識できないほど外見も変わってしまっていました。

広い夜の海にたった1人で投げ出されて溺れてしまったようで、どこに向かえば正解なのか、どこまで泳げば苦しみから救われるのか、全く先が見えませんでした。

だからこそ、「今の私には休む時間も権利もない」と頭から信じ込み、睡眠時間を削って解決策を探すためパソコンにしがみつく生活を続けていました。

しかし状況がどんどん悪化し、絶望的な感情に支配されるようになった頃、母が「1度くらいちゃんと寝なさい！」と私に言ったのです。母に医学的な知識があったわけではなく、そばで見ていて壊れていく娘の姿がただただ心配だった親心から出た言葉だったのでしょう。その言葉に「こんな私でもゆっくり眠る時間をもっていいんだ」と心からホッとした瞬間を今でも記憶しています。

最初は何も意識せずに「ただ寝る」という感覚だったのですが、徐々にですが明らかな体や心の良い変化を感じはじめ、そこから睡眠を自分なりに徹底的に改善していってみたいと考えるようになりました。

まさか「眠ること」が人生に良い影響をもたらすとは考えたこともありませんでした。しかし、手探りながら睡眠を改善していった結果、1年で体重は10kg減少、パニック障害は治まり、アトピーも改善。そこからはさらに体重は5kg落ち、最高の夫に恵まれ、2人の子供も授かり、自分の会社もおこすことができました。その間、研究するために大学院の医学博士課程にも入学。

「金なし職なし男なし」だったニートの私は、今では経営者ではあり、二児の母であり、妻であり、学生です。

すべてはあの日、あるがままの自分の姿を丸ごと受け入れ、「休む」というかたちで自分を労わり、優しくした結果だと思っています。

前へ前へと進むだけではなく、自分の心と体を労わり、休ませることで人生の可能性が驚くほど広がり、これまで知らなかった自分の能力に気づけたり、諦めかけた夢が叶ったりします。これは私が自分で経験した奇跡のような出来事ですが、きちんと科学的に裏付けがあり、誰にでも起こりうることです。

一緒に自分に優しくして休ませましょう。

そうすれば、明日が、毎日が、人生が必ず変わります。

睡眠コンサルタント
友野 なお

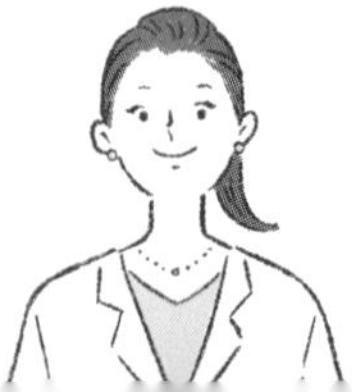

CONTENTS

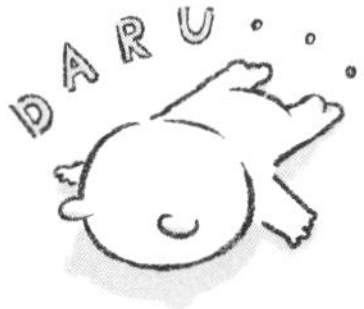

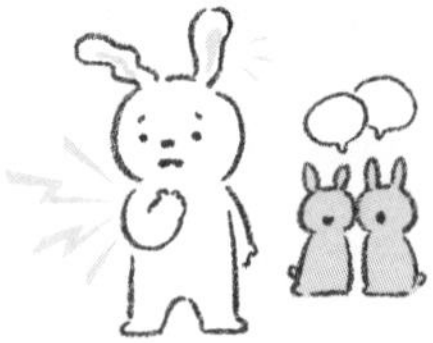

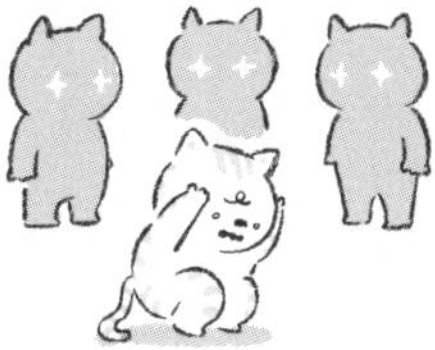

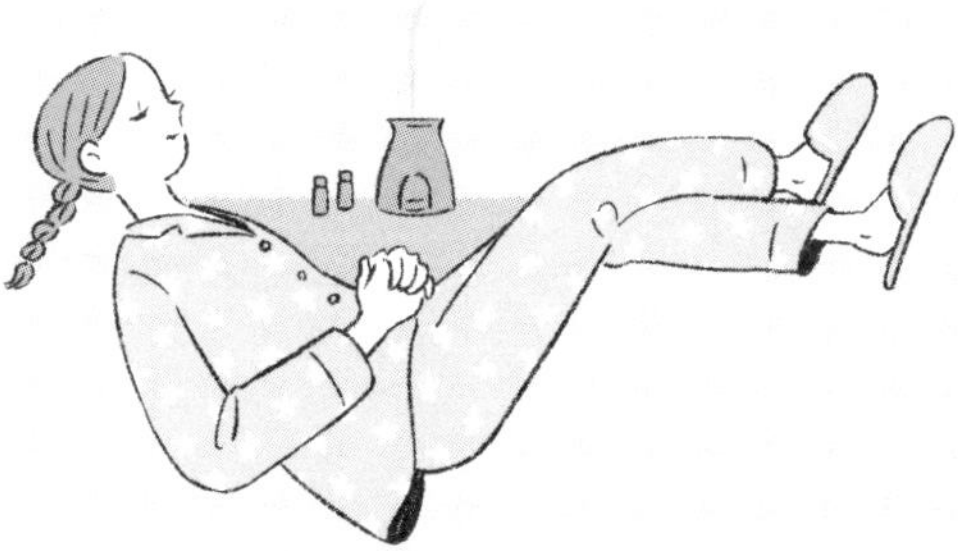

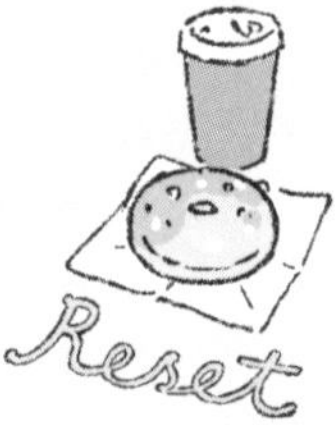
Reset

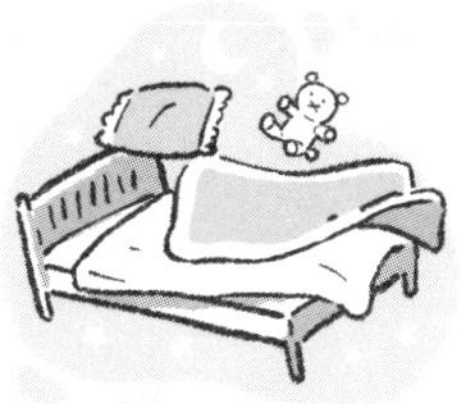

3章　ココロとカラダを健やかにする休み方……161

たくさんたくさん頑張ってきたあなたへ

物理的にも心理的にも距離をあけざるを得なかったあのころとは違って
どこに出かけてもよい、だれと話してもいい、そんな自由が戻ってきました。
まわりの人たちはみな、生き生きと見えて楽しそうです。

でも、私だけあのころに取り残されたみたい、
マスクも外したくない、
できればこのまま再び人とつながらなくてもいいとさえ思ってしまう、
こんなふうに思ってしまうのは私だけ？

このごろ何だか疲れている、わけもなく悲しくなる、
はっきりした原因は思い当たらないけれどカラダも心もパッとしない、
そんなことはありませんか？

もしかしたらカラダやココロが少しだけ疲れているのかもしれません。
自律神経が乱れていたり、うまく眠れていなかったりすることも
そうしたことの原因になっているかもしれません。

そんなときはカラダもココロもゆっくり休めてください。

そうはいっても、仕事や学校があります。
家事や子育て、介護もあります。
すべてを投げ出してゆっくり休むなんてとっても無理。
オトナ女子は疲れていてもゆっくり休むことすらできないのが現実です。

でも、カラダとココロの半分は通常営業をしながらも
残り半分を使って、思い切り休むことはできるのです。
忙しいオトナ女子ならではの休み方をこの本で知ってください。
少しずつ取り出しては使える魔法もたくさん詰まっています。

今まで本当によく頑張ってきましたね。
苦しいこと、つらいこともたくさんありましたね。
お疲れさまでした。
決して無理せず、頑張りすぎず、
自分のことを大切にいたわって、癒してください。
そんなあなたのそばに、この本はずっと寄り添い続けますから。

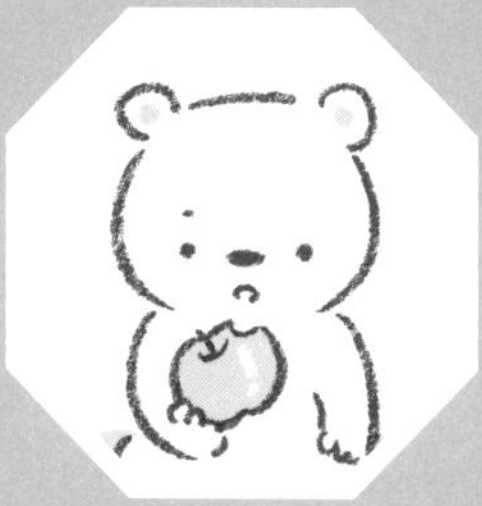

1

ココロとカラダの声を聞く

イライラ、もやもや、ざわざわ……
それは心と体の不調のサインかも。
そのサインに気づいてあげることが
自分を労わる第一歩です。

ココロとカラダの「何となく不調」に気づく

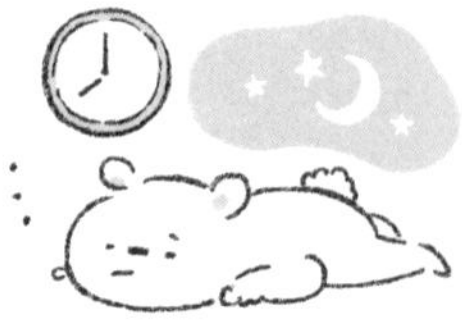

カラダのちょっとした不調、ココロのもやもやが気になっている人は多いでしょう。でもとりたてて原因は考えられないし、病気のような感じもしないということはありませんか？

そうしたココロとカラダの「何となく不調」は、自律神経の乱れや睡眠がうまくとれていないことからくることが意外に多いのです。

この章では、これまで私がたくさん相談を受けてきた中で、「何となく」の部分をみなさんの声から解きほぐしてみました。

「何となく」の状態が自分でもいまひとつわからないというあなたも、この35個の項目の中に少しでも当てはまるものがあれば、そのページを開いてみてください。

その状況にいるとき、こんなことをしてみれば自律神経を整えたり、快眠につながり、それが解消していくかもしれないというアクションも併せて掲載しています。

気になればやってみる、それくらいのゆる〜い気持ちで読んでくださいね。今、その気がなければ、その気になったときに試してみてもらえばよいですから。反対に、今、どうしても少しでも気持ちを落ち着けたいというときは、おまじないだと思って行ってみてください。

01

日曜日の夜は憂うつな気分になりがち

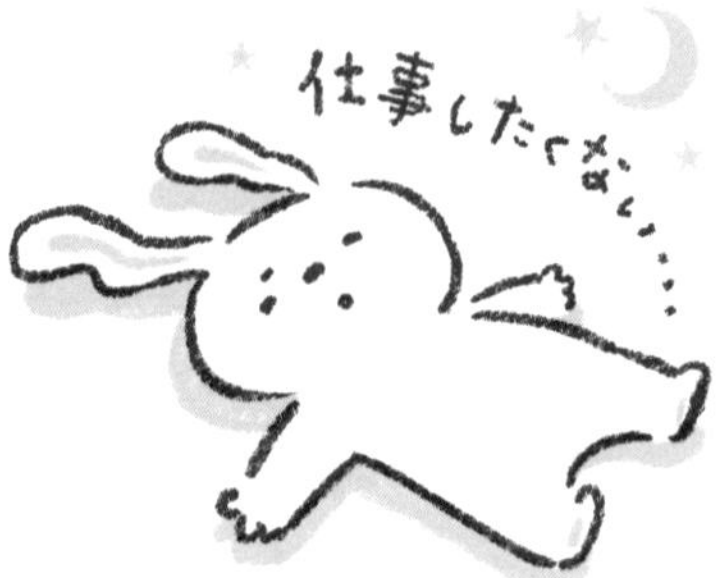

「喜び物質」を出して週明けに備えましょう

週末が終わりに近づくにつれて、憂うつな気分になってしまうことはよくあります。日本では午後6時半からの国民的アニメ「サザエさん」の終盤近くになると、翌日から始まる1週間のことが頭をよぎって憂うつさが増してくるとして「サザエさん症候群」と呼ばれたりしています。海外では「ブルーマンデー症候群」「サンデーナイトブルー」などとも呼ばれていて、休みが終わる間際にブルーな気持ちになるのは全世界共通のようです。

休みに入る前は「明日から休みだ！」と思うとワクワクし、喜びの物質とも呼ばれる神経伝達物質の1つ、ドーパミンが活性化されます。これは、これからの時間への期待感がドーパミンを刺激するためといわれています。ということは、休みが終わりかけのときにもドーパミンがたくさん出るようなことをすると、憂うつになる時間帯を乗り切ることができます。

ココロとカラダを整えよう

- ✓ サタデーナイトはワクワク会議をする ➡P.092
- ✓ 朝は黄色い食べもので1日をハッピーに！ ➡P.094
- ✓ 夜はニュースを見ない

刺激の強い情報を見てストレスを受けるとコルチゾールというホルモンが分泌され、交感神経を活性化させて入眠を妨げます。強い刺激となりやすいニュースは、この時間帯には近づかないほうが賢明です。

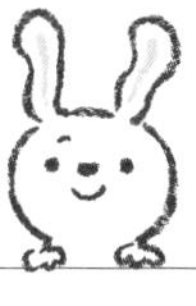

02

ちょっとしたことでイライラしてしまうことがある

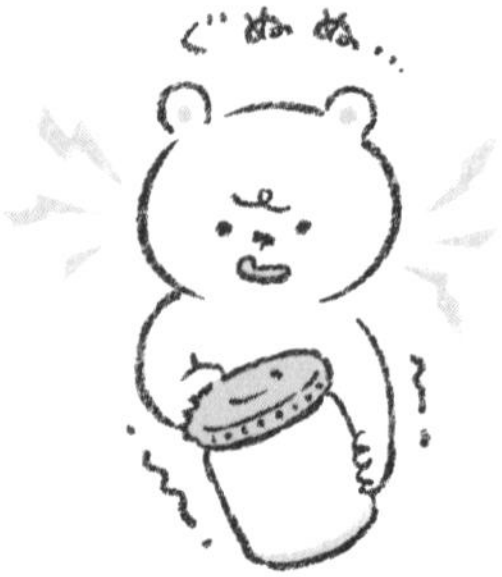

イライラを引き込みやすい状態になっている

ささいなことでイライラしてしまうというのは、脳が疲れているからです。周囲の状況を無理に変えようとするより、自分がイライラしないよう心を鎮めることを第一に考えてください。

人は無意識のうちに自分の感情と一致した情報を集めようとしてしまいます。楽しいこと、うれしいことが続いているときには楽しいこと、うれしいと思えることばかりを自分の中に取り込みやすくなります。反対に自分がマイナスな状況にいれば、まわりのこともネガティブに受け止めやすくなるのです。このことは「感情一致効果」といわれています。まわりの出来事や人が自分をイライラさせていると思いがちですが、実はまわりの出来事や人はその状況にはあまり関係なく、「感情一致効果」によって、自分のマインドが大きくマイナスに傾いているときにイライラしやすくなるのです。

ココロとカラダを整えよう

- ✓ マルチタスクをやめてシングルタスクにする ➡P.096
- ✓ 呼吸を意識する

イライラしているときは、まず大きく深呼吸してみましょう。そのあとで次の行動をとります。

- ✓ イライラをどんどん呼ぶのは自分だと気が付く

イライラしていると感じたら、自分の心が疲れていることをまず自覚することが大切です。

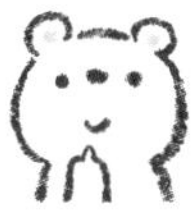

03

漠然とした不安な気持ちになる

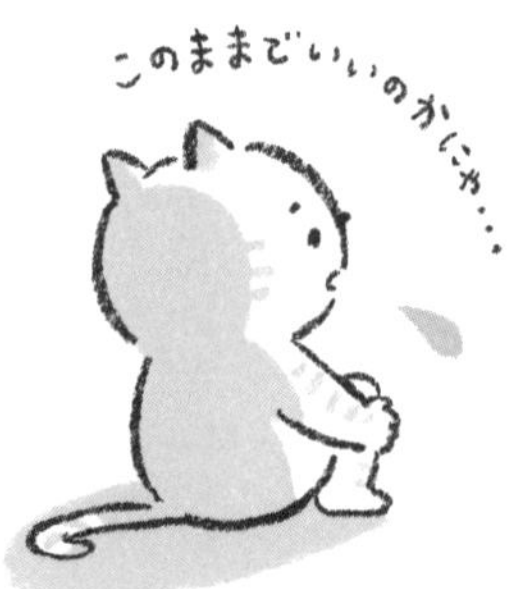

「これがあるから落ち着ける」というものを

漠然とした不安に襲われてしまうことは、だれでもあるはずです。ただ、漠然とそのままいろいろなことを頭で考えているだけでは、頭の中はさらに迷路に深く入り込んでしまいます。こんなときは、そこから気持ちをスパっと切り離すことが大切です。

それができないから難しいんだよ、と思うあなたは、不安な気持ちになったときにすぐにできる方法をいくつか持っておくようにしましょう。いくつか持っておけば、これはマズいと感じたときに、いつでも取り出して使うことができます。ここでは3つの方法を紹介します。不安を感じたらすぐにそれを取り出して使うことが大切です。それに慣れてきたら、「これがあるから落ち着ける」と確信できます。不思議かもしれませんが、心理学的な裏付けもあり、思考回路がそのようにできあがってくれて、不安な気持ちが逆流することはありません。

ココロとカラダを整えよう

- ✓自分だけの「常備薬」を持っておく ➡P.098
- ✓「積極的3分ポジティブイメージ」を実践する ➡P.100
- ✓「マインドフルネス瞑想」を実践する ➡P.102

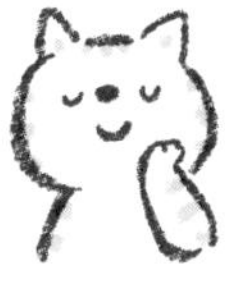

04

なんか気分が重く、体がダルいと感じる

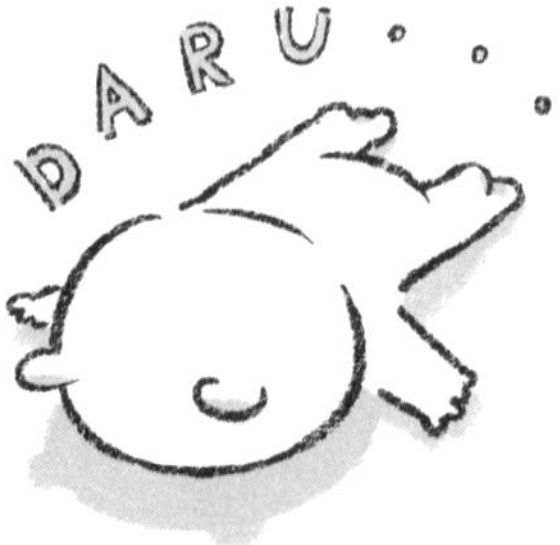

よい睡眠が心身を整えるカギになる

これといった原因がないのに、気分が重く、体がダルいというのは、よく眠れていない可能性が高いです。自分では十分睡眠時間を確保しているつもりでも、睡眠の質が伴っていないとすっきり起きられず、日中も体はダルく、気分まで重くなるということもしばしばです。

もちろん、ストレスなどの影響もあると思いますが、質、量ともに満たされた睡眠をとることで、ストレス耐性の向上にもつながります。3章でも詳しく述べますが、よい睡眠がとれるようになると、自律神経も整ってきます。自律神経はまさに心身の不調を整えてくれるものです。そう、つまりは睡眠は心身のカギを握っているといえるのです。よい睡眠をと一口に言うと難しそうですが、ここではまず、だれでも簡単に始められる3つの方法を紹介します。

ココロとカラダを整えよう

✓ **爆音の目覚まし時計は使わない**

目覚まし時計の音でいきなり起こされると「寝た感」が損なわれます。目覚まし時計はいきなり大きな音が鳴るものにしないことがポイントです。

✓ **運動で積極的に疲れる** ➡P.104

✓ **朝、太陽の光を浴びる**

太陽の光を浴びることでセロトニンが分泌され、活動的になって精神の安定をもたらし、よい眠りにつなげます。

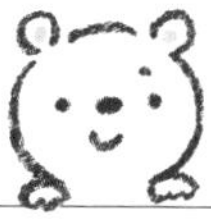

05

人に嫌われたくないと強く感じる

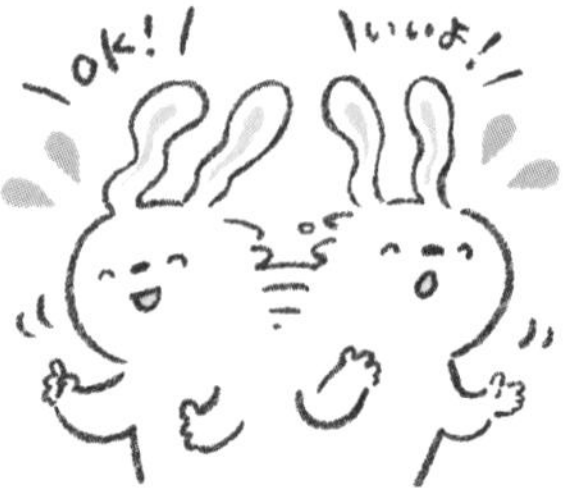

どう行動しても2割の人からは嫌われるもの

人と人との関係には「262の法則」というものがあり、どのような組織でも自分に対して「好意的な人2割・どちらでもない人6割・好意的ではない人2割」がいるといわれています。自分がどのように行動したとしても、2割の人からは嫌われる可能性があり、それは、価値観や過去の経験などが影響するのです。ですので、「嫌われること＝自分が未熟、自分が悪」ではないことを事実として知っておきましょう。ただ単に、相手の価値観と異なるだけの話です。冬が好きな人もいれば、春が好きな人もいる、夏が好きな人もいれば、秋が好きな人もいる、ただそれだけのことです。嫌われないように頑張りすぎて自分自身を見失うことのほうが、自分にほとんど影響のない人に嫌われるより重要問題です。嫌われることに怯える無駄なエネルギーを、自分の人生に必要な人を大切にするエネルギーに変えていきましょう。

ココロとカラダを整えよう

- ✓ 睡眠の質にフォーカスする ➡P.166
- ✓ 自分をVIPゲストとして扱う ➡P.106
- ✓ 寝る前に、自分に肯定的な言葉を浴びせる ➡P.108

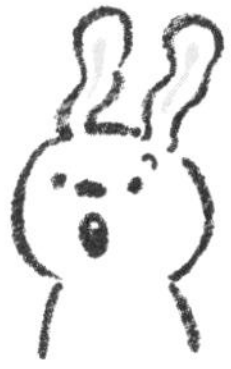

06

集中力がなくなり、よく気が散る

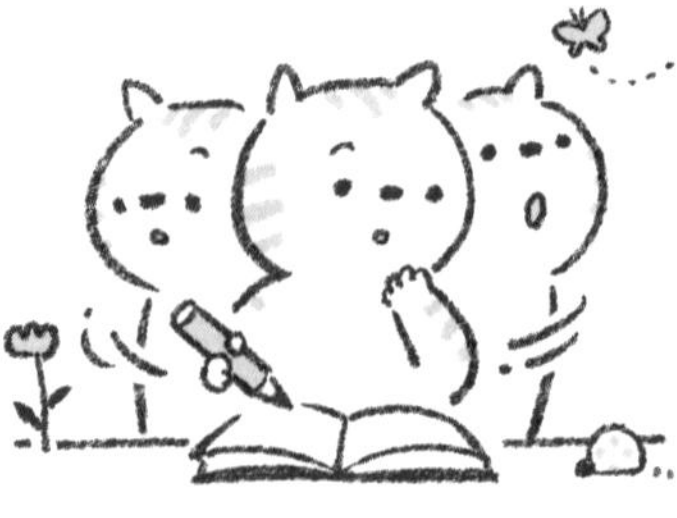

まずはスマホを別室に置いてみましょう

何かに集中しなければいけないときに気が散る原因の1つはスマホだとされています。アメリカ・テキサス大学の研究では、たとえ通知や電源を切っていても、スマホがただそこにあるだけで、記憶力や集中力が阻害されているということがわかりました。被験者は全員が「スマホのことは考えなかった」と答えているにも関わらずです。通知が来るかも、電源を切っている間に連絡が入るかもなどと無意識に気を取られていると考えられます。一方、スマホを別の部屋に置いていた場合は、記憶力も集中力も保持していたのです。このことから、一番簡単にできる集中法は、スマホを別室に置くことだといえます。集中したい間だけでよいので、試してみてください。

このほか、集中したいときには作業する場所を変えるのも効果的です。集中できない原因は、寝不足も考えられます。

ココロとカラダを整えよう

- ✓スマホを別の部屋に置く
- ✓睡眠の質にフォーカスする ➡P.166
- ✓場所を変える（タイムアウト） ➡P.110

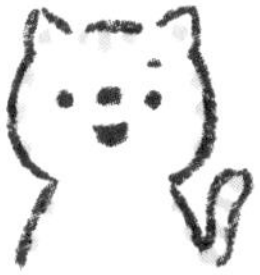

07

夜になると ネガティブな 気分になる

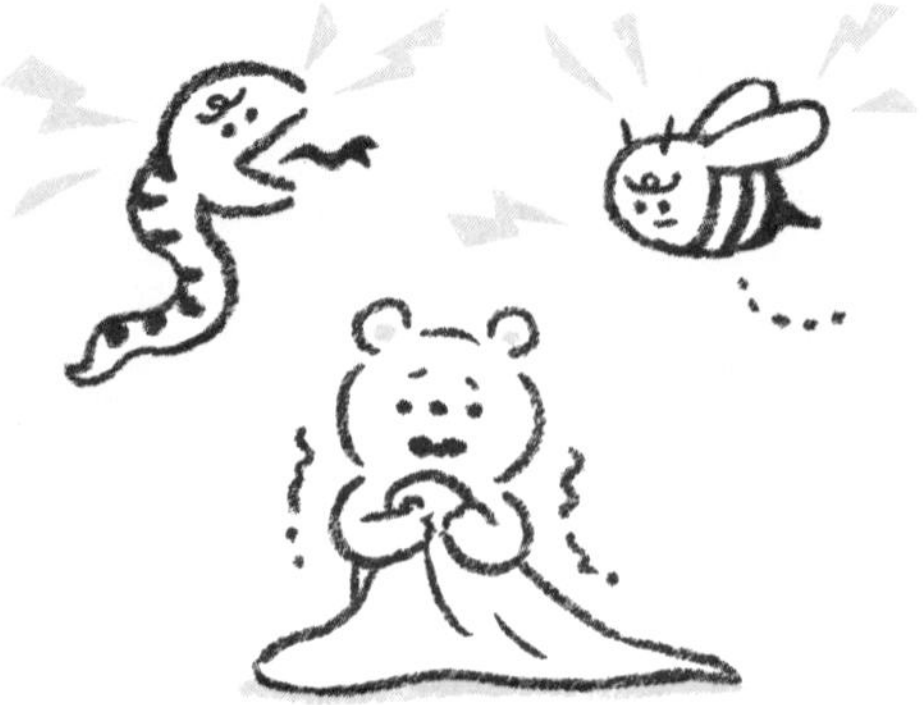

ネガティブになるのは認知のゆがみのせい

心が疲れている証ですね。そして、この場合、夜もなかなか眠れていないのでしょうか。寝つけないでいる時間が長いと、「夜」もいつも以上に長く感じられますよね。

心が疲れているときは、物事を過度にネガティブに捉えてしまうなど「認知の歪み」が出やすくなります。例えば、自分のせいではないことも自分のせいだと責めてしまう、何かが起こったときに「いつもそうだ、またこうなった」と考える、自分に起こる出来事の中で悪いことばかり思い浮かぶ、朝が来ることが怖いと感じる、「自分は嫌われている」と感じる、などということが多いのではないでしょうか。そんなときに、新たな情報を加えないことが賢明です。感情を乱すようなニュース、SNSからはネガティブなことばかり拾ってしまいそうです。また、寝つけない夜を短くするためにも睡眠の質の改善を試みてください。

ココロとカラダを整えよう

✓ 自分以外のだれかのためにお金を使う ➡P.112

✓ 夜はニュースを見ない

寝る前などに悲観的なニュースを見続けてしまう現象は「ドゥーム(破壊)スクローリング」とよばれます。ストレスを受けると、交感神経を活性化させ、入眠を妨げるコルチゾールというホルモンが分泌されます。

✓ 睡眠の質にフォーカスする ➡P.166

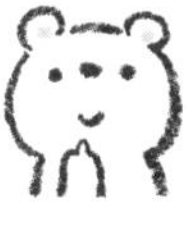

08

できていないことが多すぎて焦ってくる

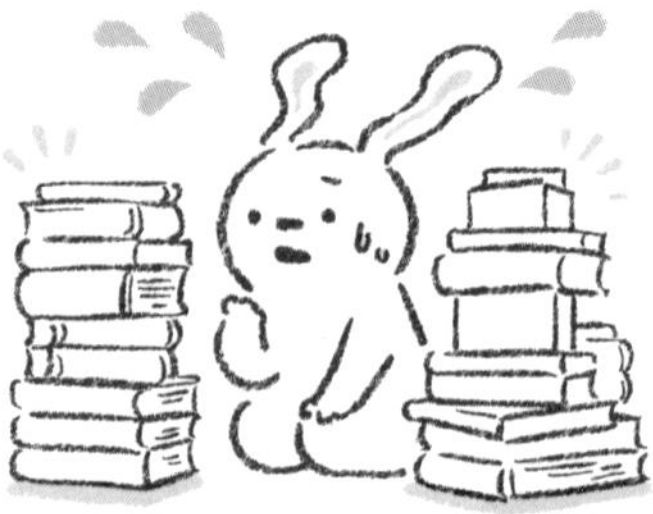

考え方を変えると意外に「できている」

「できていないことが多すぎる」と感じる人の多くは、1つ1つの案件をそれぞれきちんと仕上げたいと考えている人でしょう。まじめで責任感の強い人たちだと思います。そんな人たちにおすすめしたいのは、できていないことに目を向ける前に、すでにできていることに注目することです。

さらに、できていないことをこれから「プラスする」前に、まずは、「マイナスになっていることを減らす」ことをするという方法も有効です。それができたら、「これならできそう！」と思うものをどんどんプラスしていきましょう。足し算ばかりではなく引き算も大切です。例えば、良質な睡眠をとるために何もできていないなと思ったとき、夜更かしをしない、就寝前に食べない、寝だめをしないなど、マイナスになっていることを1つずつ消去していくと、着実に目標に近づいていることがわかります。

ココロとカラダを整えよう

- ✓「できていること」を書き出して可視化する ➡P.114
- ✓「理想」を「目標」にしない ➡P.116
- ✓ 集中する時間帯を決めておく

あれもしなければ、これもしなければと思うと、それだけで気持ちがオーバーヒートしてしまいます。そんなときは、〇時から〇時までは集中すると決めて始めれば、確実にできていないことを1つ減らせます。

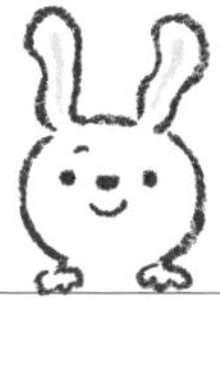

09

まわりがやたらと
キラキラして見える

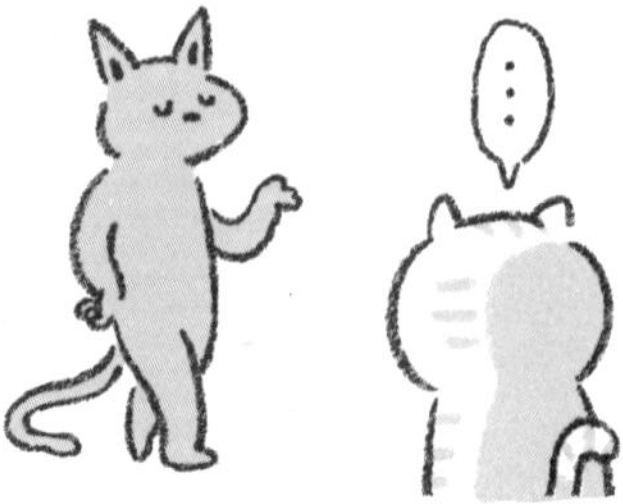

自分をいたわる行動や声かけを

まわりの人たちがキラキラ見えるときというのは、自分のことが後回しになっていることが多いものです。おいしそうなスイーツを見かけたときもプレゼントしてあげたい人は浮かんでも、自分のために買っていこうとは思わないなど、自分のことはおざなりになりやすいというのは、特に日々忙しくしている人の「あるある」ではないでしょうか。

そんな人は、まわりの人を思いやる気持ちはいったん置いておいて、自分のことを第一に考えてみてください。誰かに買ってあげようと思ったそのスイーツを自分で買って食べてみましょう。自分をいたわる行動や声かけを重ねていくうちに自分の気持ちが華やいできて、知らず知らずのうちにキラキラした気持ちになってくるはずです。そして、まわりの人たちだけでなく、自分もキラキラした気持ちになっていることに気づきます。

ココロとカラダを整えよう

✓スケジュールに優先的に「休み」を入れ込んでおく

生理後から排卵期ごろまでは肌の調子も睡眠も絶好調。キレイに磨きをかけるなら、この時期がおすすめです。逆に、生理前はメンタルも体調もダウンモードなので負荷のかかる予定は入れずゆったりと過ごしましょう。

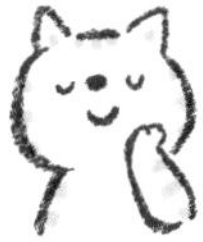

✓自分をVIPゲストとして扱う ➡P.106

✓寝る前に、自分に肯定的な言葉を浴びせる ➡P.108

10

人の些細な言葉に反応し、傷ついてしまうときがある

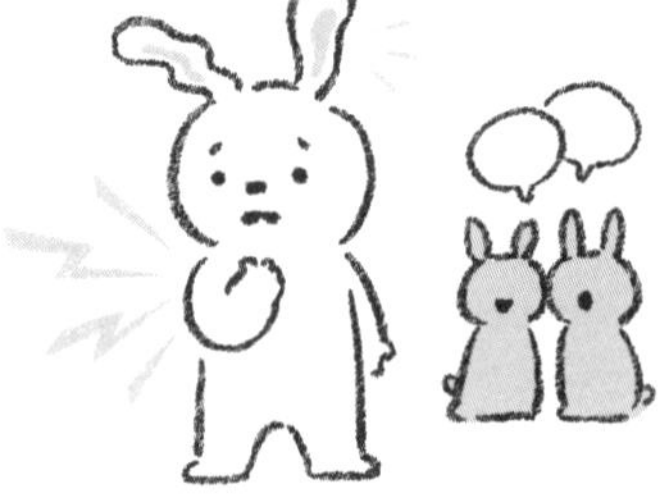

自分次第で傷つくことが避けられます

やせている人が「デブ！」と言われても傷つきませんが、太っていることに悩んでいる人が同じことを言われたら傷つきます。ギリシャの哲学者エピクロスの言葉に「人は物事によってではなくそれらについての自らの考え方によって悩み苦しむ」というものがあります。同じ出来事が起こっても平然としている人もいれば、傷つき苦しむ人もいます。これは出来事に対して自分が「どう考え」「どう感じ」「どう解釈したか」が異なるがゆえに起こる現象です。世の中には残念ながら理不尽な人や意地悪な人がいます。その人たちの言葉をコントロールすることはできませんが、自分次第で傷つくか、傷つかないかは選択することができます。他人の言葉を自分の心に入れない、他人の世界と自分の世界を混同させないということを意識しておくだけでも、自分の心を守ることができます。

ココロとカラダを整えよう

✓ 4-6呼吸法で息とともに負の感情を吐き出す ➡P.118

✓ ハンドマジックで心に平和を取り戻す ➡P.120

✓ 物事の「裏読み」はしない習慣を意識してつくる

言われた言葉の裏読みをし始めると疲れたり、傷ついたりしますが、相手にはそんな意図は全くなく、自分の想像が自分を傷つけているだけかもしれません。そのままストレートに聞き流す習慣をつけましょう。

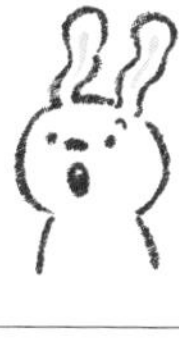

11

なにをしても
うまくいかないと
感じてしまう

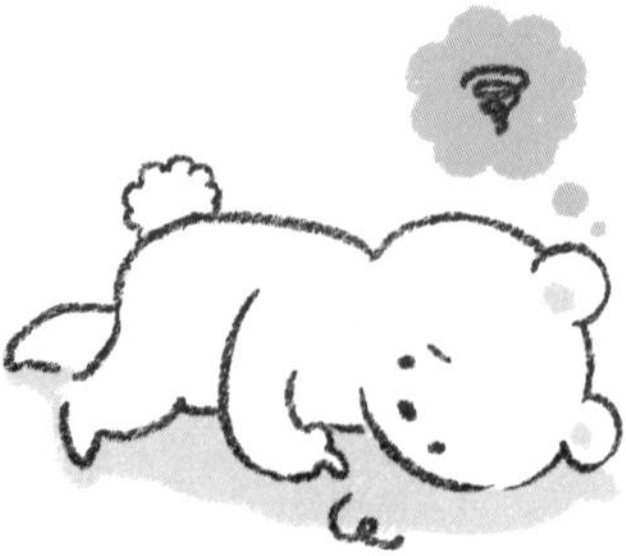

幸せに感じていると長生きする

アメリカの心理学者ディーナー氏の調査によると、「自分は幸せだ」と感じている人は、そうでないと感じている人と比べて平均9.4年も長生きするそうです。そう考えると、自分の物事のとらえ方や感じ方こそが、自分の寿命をも決めているように感じますね。同じことが起きたときに、「やっぱり私はついていない、何をやってもダメだ」と考える人もいれば、「ここでこのことが起きたから、このあとこういう方法が取ることができてラッキーだった」と考える人もいます。この場合、前者はそのときの自分のことを幸せではないと感じているでしょうし、後者は幸せだと感じていたと思います。物事をポジティブにとらえるかそうでないかが、後々、寿命の長さにまで影響するほど心身の状態に影響するなら、できることなら、ポジティブにとらえたいものです。

ココロとカラダを整えよう

- ✓「積極的3分ポジティブイメージ」を実践する ➡P.100
- ✓寝る前に自分に肯定的な言葉を浴びせる ➡P.108
- ✓「できていること」を書き出して可視化する ➡P.114

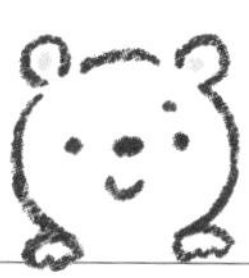

12

やろうと思いながらも、やる気が出ない

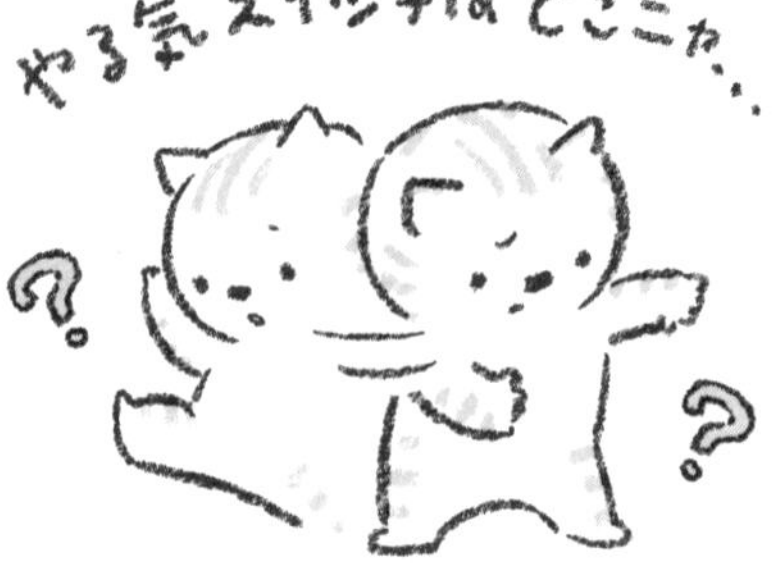

自律神経の乱れからきているかもしれない

やる気が出ない、やる気スイッチが入りにくい原因は自律神経が乱れているとも考えられます。睡眠や生活習慣を整えて、ストレス、過労などを取り除くことなどが必要ですが、まず、目の前のことをこなさなければいけないという人も多いでしょう。基本は自律神経を整えることを目指してもらいたいですが、今、やる気スイッチを押すことが必要な人は、以下の方法を試してみてください。「やる気が出ない、どうしよう」と脳も心も混沌としているところから、目先の行動を整理し、メリハリをつけてスイッチを押す方向に持って行きましょう。

即効で使えるのが、**スマホを今いるところから離れた場所に置いておくこと**です。スマホは私たちの生活にはなくてはならないものですが、心を乱し、集中力をそぐものでもあります。スマホと離れている間は集中できると決めて臨んでみましょう。

ココロとカラダを整えよう

- ✓場所を変える(タイムアウト) →P.110
- ✓「やらないことリスト」をつくる →P.122
- ✓スマホを別の部屋に置く

スマホが手元にあると、SNSやメールなどの通知が入るたびにそちらに気持ちが向かってしまいますね。その内容に心を乱されることもあります。通知音も聞こえないくらい離れた場所に置くのをおすすめします。

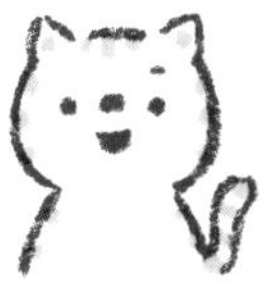

13

なにをしていても つまらなく 感じてしまう

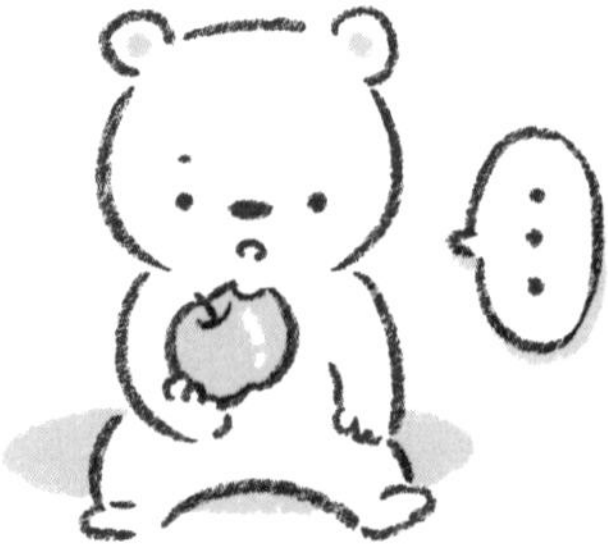

適度な疲れと太陽の光が「楽しい」マインドに

飲み会はオンライン、それが面倒なら一人晩酌で済ませ、買い物もネットショッピング、ごはんはデリバリーなど、ともすると外出は一切せずに便利で気軽に1日を過ごすことができる時代です。でも、そればかりでは視野は狭くなり、新しい発見やよい刺激も得られません。こもっていることで気分がリフレッシュできなかったり、適度な疲労がたまらないので夜にぐっすり眠れなかったりします。人間は、本来昼間は太陽の光のもと意欲的に活動し、夜になったら暗い環境下で休むという動物です。人は歩いているだけでも心が落ち着いてきますし、緑が多い場所を歩くことは心にエネルギーを充電する**グリーンエクササイズ**になります。**昼間は外出し、夜はぐっすり眠る**。このリズムが「何をしても楽しい！」、「何をしていてもつまらない」の対極のマインドをつくりあげることにつながります。

ココロとカラダを整えよう

- ✓ 睡眠の質にフォーカスする ➡P.166
- ✓ 憧れの人の生活を真似してみる ➡P.124
- ✓ だれかと一緒に外出してみる

何をしてもつまらないという状況では、自ら新しいことを考えて始めるにはエネルギー不足です。家族や友人と一緒にあてもなく外出して、気になったカフェなどに入ってみたりすることでよい気分転換になります。

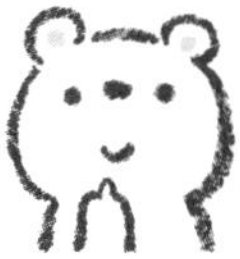

14

だれかに
褒めてほしいと
思うことがある

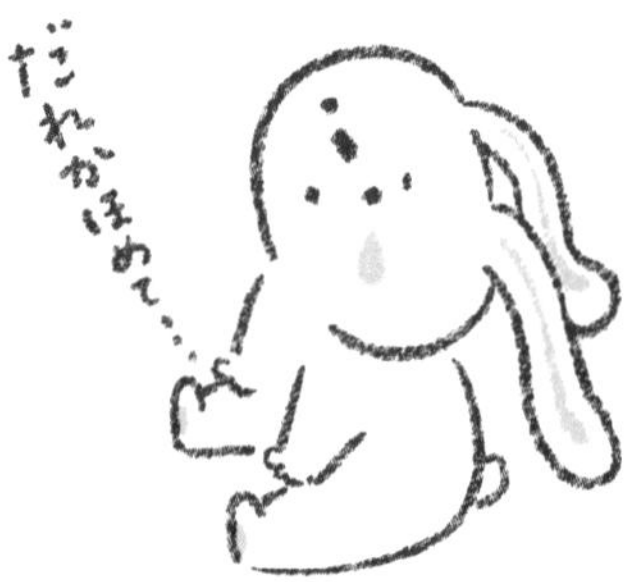

まずは頑張った自分を、自分が褒めよう

大人になると褒められる機会は減りますね。でも頑張った自分のことを誰かに知っておいてもらいたいものです。家族など身近になればなるほど、そうした言葉をかけにくくなるのかもしれません。だれかに褒めてもらうことで、頑張ってきた自分を肯定する気持ちが生まれます。同じ立場にいる人、会社の仲間やママ友だちなど「私たち、よく頑張ってるよね！」と称賛し合えるようなら、意識して行ってみてください。そういう人たちもいないし、家族にも「褒めて！」とは言えないというときは、頑張ってきたことをいちばんよく知っている自分が、自分を褒めてあげてください。自分で褒めるのは難しいですが、以下で紹介した方法なども取り入れてみましょう。また、自分を褒めてもらいたいとき、周囲の人が頑張っているのを褒めると「○○さんだって、△△をよく頑張っているじゃない！」と返ってきますよ。

ココロとカラダを整えよう

- ✓「今の自分は花丸満点!!」を寝る前の合言葉にする ➜P.126
- ✓家族や親しい友人が頑張っていることを褒める ➜P.128
- ✓似たような境遇の人に共感する

共感した相手を褒める気持ちが芽生えると同時に、自分自身のことも客観的に見られて自然とほめてあげたくなりますし、「よし!自分だけじゃない!また頑張ろう!」というエネルギーも湧いてきます。

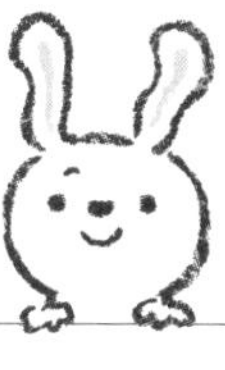

15

だれかと一緒にいるとき、急にひとりになりたくなる

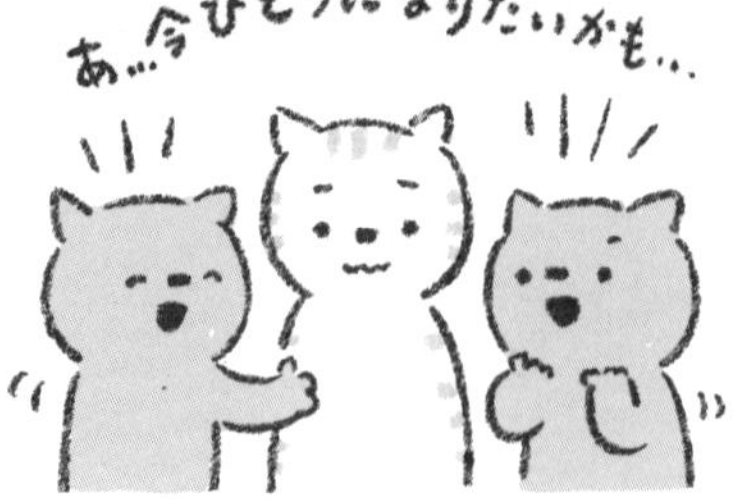

自分の心に素直になっていい

ひとりになりたくなったのなら、それはあなたの心がそれを求めているからです。そこにはひとりになりたくなるようなストレスが伴っているはずですから、できるだけ早くひとりになってください。ひとりになってからは、**原因となっているストレスとできるだけ心理的な距離をとることが大切です**。これをしていれば余計なことを考えずに没頭できるという何かを持っておくとよいですね。没頭できる何かがあれば、場所を移動できないときにもひとりの世界を保つことができます。

ひとりになりたくなるのは職場にいるときですか？ 家族といるときですか？ それらから離れて、ひとりになりたくなったときに行ける居場所を作っておくことも必要です。雑談のできるような人のいる場所、行きつけのカフェやお店など、いくつか持っておくと、状況に合わせて使い分けられます。

ココロとカラダを整えよう

✓ 全力で逃げていい →P.130

✓ SNSで心をざわつかせている人は即非表示にする

特定の人のSNSによって心がざわつく場合は非表示にして、触れることのないようにするのがいちばんです。

✓ 職場以外のゆるい居場所をつくる

そこに行けば誰かと話せる、あるいは完全にひとりの世界に浸れるというような場所があると安心です。

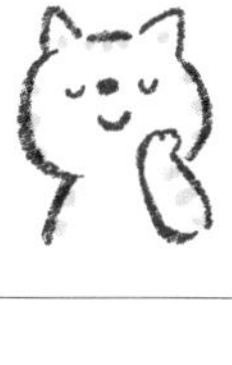

16

寝ても寝ても疲れがとれないと感じる

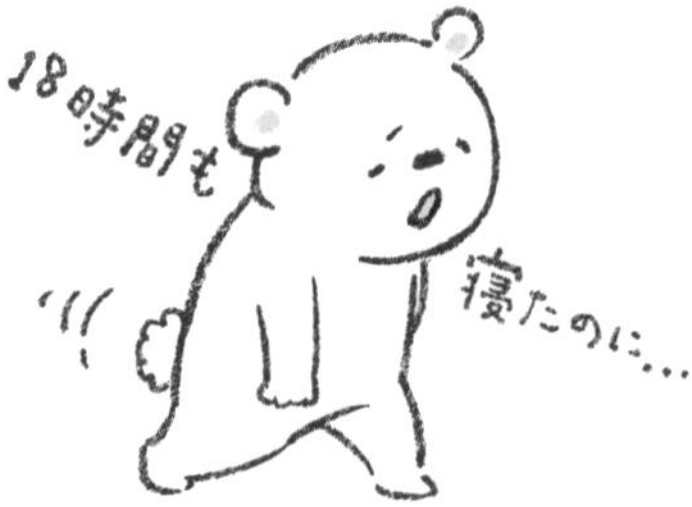

睡眠時間だけでなく、質にも注目

いくら寝ても熟睡できた感じがないのでしょう。睡眠の時間だけは確保しているつもりでも、睡眠の質が伴っていなかったのですね。ストレスが原因になっている可能性もあります。睡眠時間も長ければいいというものではありません。逆に長すぎても疲れはとれないのです。熟睡できていないと疲れがとれないばかりか、日中も眠気があり、集中力が低下することも多いでしょう。場合によっては睡眠時無呼吸症候群などの病気が隠れていることもあるので、睡眠を見直してもまだそのようなことが続くようなら、一度専門機関を受診してみてください。

睡眠の質を見直すには、寝室の環境整備も大切です。また、それ以前に、寝つく前にスマホの画面を見ないことも大切です。スマホのブルーライトによって脳が覚醒し、寝つきが悪くなってぐっすり眠ることからも遠ざかってしまいます。

ココロとカラダを整えよう

- ✓スリープヨガでエネルギーを取り込む ➡P.156
- ✓睡眠の質にフォーカスする ➡P.166
- ✓上質なパジャマで自分に投資する ➡P.178

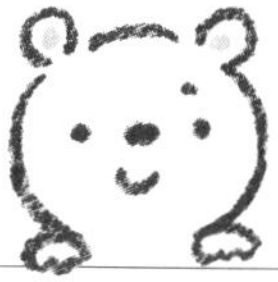

17

イライラが止まらず、ついきつい言い方になってしまう

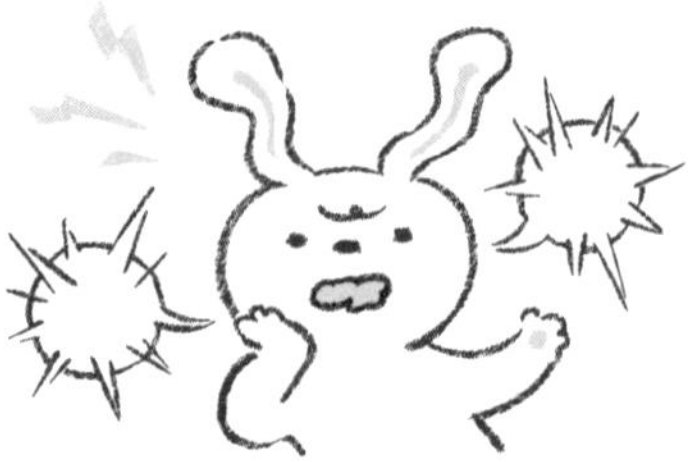

まずは自分の感情を認めること

イライラしている自分、イライラを人にもつい向けてしまっていることを理解して、それを認めてあげてください。イライラしてしまうきっかけが相手の言動だった場合、それに対するジャッジはやめてみましょう。「どうしてこれができないのだろう」「どうしてそう考えるのだろう」と思いますが、自分と同じ考えを求めるのは、所詮無理、人は人と考えるようにします。

イライラの原因でほかに思い当たることはありますか？ 過度なストレスがあれば、まずはストレスの原因となっていることから可能なところで距離を置くようにします。ホルモンバランスからくること（月経前症候群、更年期）などがあれば、婦人科を受診すると適切な治療を行えます。特に思い当たらないようなら、自律神経の乱れからくるものかもしれません。以下を試しながら、睡眠も見直して少しずつ整えていきましょう。

ココロとカラダを整えよう

✓「べき思考」をやめる ➡P.132

✓鏡に向かって口角5㎜アップの練習をする

感情は表情に連動して引き起こされるので、口角が上がることで自然と負の感情が収まり、楽しい気持ちや幸せな気持ちになることができます。

✓一言目は「ありがとう」と言う

「ありがとう」の言葉をワンクッションはさむことで、自分も相手も穏やかにコミュニケーションがとれます。

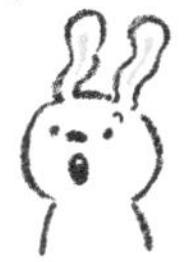

18

ダラダラと過ごしてしまう自分に嫌悪感がある

休める間に休んでパワーチャージ

ダラダラと過ごしてしまうことは悪いことのように思えますが、今は自分の心身が休息を求めているのかもしれません。心身がいっぱいいっぱいの状態では、さらなる行動の入るスペースもないことがあります。ダラダラとやらないでいるのではなく、やれない場合も大いにあるということです。思い当たることがあれば、休める間は休んでパワーチャージをしてみましょう。

決してそんなことはない、という場合は、眠りがダラダラになっているせいで、日中もダラダラしてしまっているのかもしれません。私たちは必要以上に寝床で長く過ごしすぎると熟睡感が減るため、睡眠の質が低下しやすくなります。眠りが浅いと感じる場合は積極的に「遅寝・早起き」をして睡眠の効率を上げるのがおすすめの方法です。このあとの3章では自分がどのくらい効率的に眠れているかどうか計算する方法を紹介します。

ココロとカラダを整えよう

- ✓ 場所を変える(タイムアウト) ➡P.110
- ✓ 計画的に「サボる」 ➡P.134
- ✓ 睡眠の質にフォーカスする ➡P.166

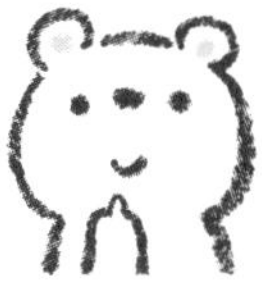

19

他人に過度に期待してしまう

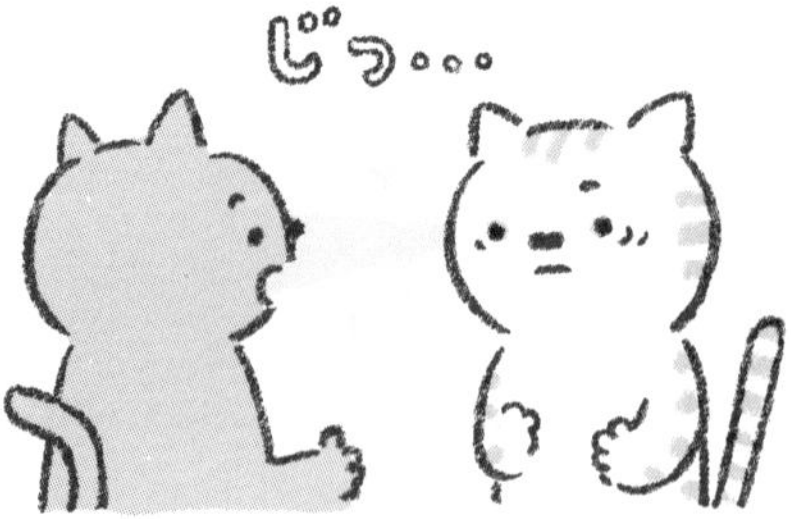

自分を癒してから他人軸を自分軸へ

他人に期待するというのは、その相手に少なからず信頼関係があるからですよね。その結果、自分が考えていたような結果につながらなかった場合、失望感を抱いたり、イライラしたりしてしまいます。ときには責めてしまうこともあるかもしれません。そして、そんな自分にまた嫌悪感を抱くという循環にはまってしまいます。

他人に期待してしまうことも、これまでを振り返ってみると波があったのではないでしょうか。どうしても過度に期待してしまうときは自分に元気がないときが多いかもしれません。そんなときはまずは自分を癒すことを最優先に考え、少しゆとりが出てきたら、以下で紹介する方法を試しながら、考え方や行動のしかたを他人軸から自分軸に少しずつ移行していけるとよいと思います。

ココロとカラダを整えよう

- ✓寝る前に、自分に肯定的な言葉を浴びせる！ ➡P.108
- ✓「べき思考」をやめる ➡P.132
- ✓自分と他人との心の境界線をしっかりともつ ➡P.136

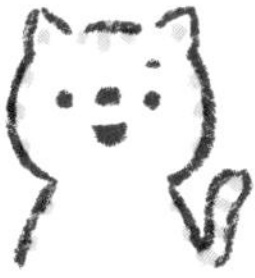

20

心の逃げ場が欲しいと感じる

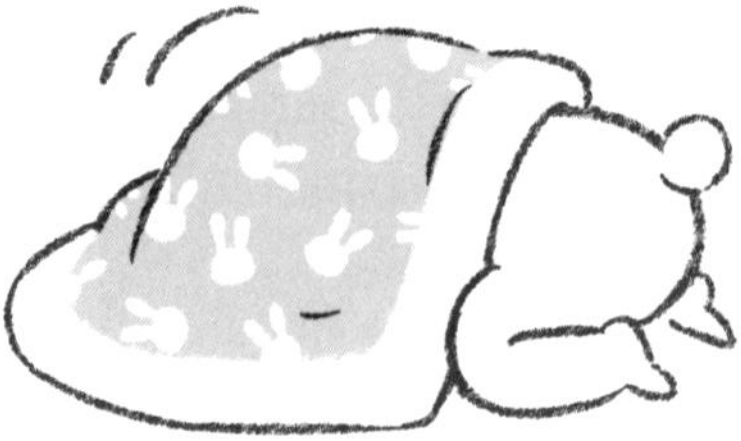

心の逃げ場は自宅と自宅外に

コロナ禍以降、自宅で仕事をする人が増えてきたことでしょう。本来、くつろぐ場所である自宅に仕事が入り込んできたことにより、仕事で感じたストレスが発散しにくい人も多いようです。そんな人は、ワークスペースと寝室の兼用は避けるようにしてください。寝室は眠ること以外では使わないようにしたほうが、リラックスできて心地よい空間となります。ワークスペースとは切り分け、活動スイッチが入らず心静かに過ごせるよう、PCやテレビなど余計なものは一切おかず極力シンプルな空間であるように心がけてください。どうしても部屋の構造上難しい場合は、大きめの布などで仕切りをつくるとよいでしょう。

心の逃げ場はまず自宅に、さらに望ましいのは自宅外でも自分の逃げ場となる安心できる場所、あるいは癒されると思える場所を見つけておくことが大切です。

ココロとカラダを整えよう

✓寝室とワークスペースとの兼用は避ける

✓「ま、いっか」を合言葉にする ➡P.138

✓自宅外で安心できる場所をつくる

ここへ行くと癒されるという場所をいくつか持っておきましょう。海や森など自然の力を感じられるような場所、自分にとってスペシャルなカフェなど。探すのも楽しいものです。

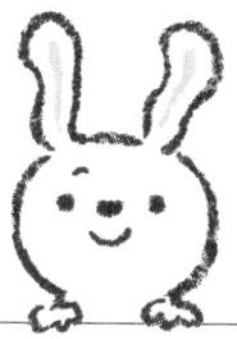

21

SNSが疲れる

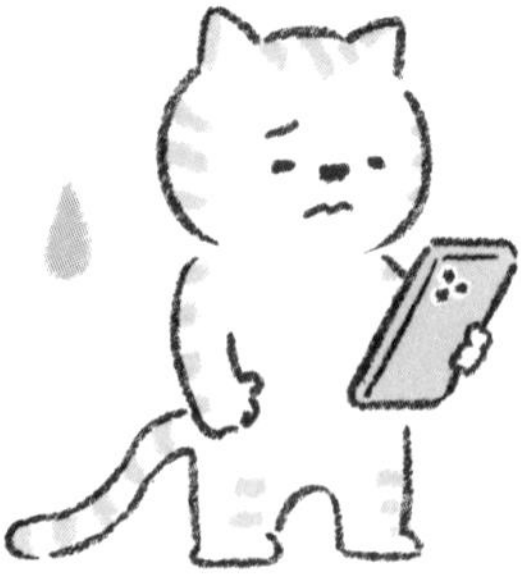

スマホと離れる時間を意識して作る

移動中の電車の中、ご飯を食べながら、すき間時間など、常にSNSの情報に晒されている状況では、脳が処理できる範囲をはるかに超える量の情報に直面し続けて、疲れてしまうのです。心を一旦休ませるためには、デジタルデトックスがおすすめです。ホットヨガ、耳栓をしながらお気に入りの写真集を見る、瞑想など、自分が「無」になれる時間を意識的に用意してみましょう。その他、スマホに支配されないために以下のようなことを試してみてもよいですね。

・投稿があったら通知される機能をオフに設定する。
・寝室、トイレ、浴室などスマホを持ち込まない場所を決める。
・起床時にはスマホのアラームではなく目覚まし時計を使う。
・生活において最低限必要なアプリのみホーム画面に置き、それ以外はスワイプが必要な2画面以降に置く。

ココロとカラダを整えよう

✓スマホの使用時間を制限する

SNSと接する時間を減らすには使用時間の制限がいちばんです。上記のようなデジタルデトックス、使用の工夫のほか、ベッドに入った後など絶対に見ない時間を決めるのも◎。

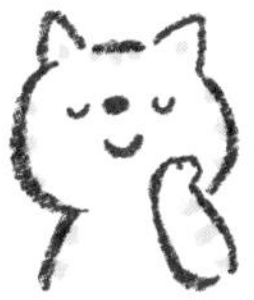

✓マルチタスクをやめてシングルタスクにする ➡P.096

✓SNSで心をざわつかせる人は即非表示にする

22

ビジネスの場面で緊張してしまうことが多い

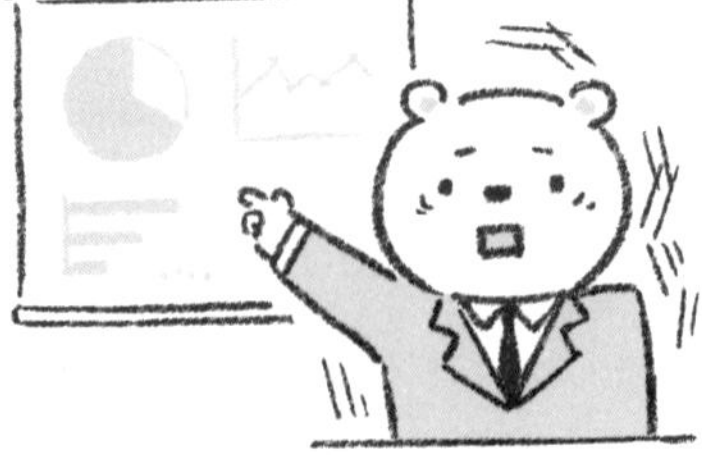

緊張したときは交感神経を落ち着かせる

ビジネスに限らず、ここぞというところで緊張してしまい、動悸が激しくなったり、話している内容がしどろもどろになったりすることは誰にでも経験のあることでしょう。こういうときは、自律神経が乱れて交感神経が優位になりすぎています。交感神経を落ち着かせるためにすぐできる方法としては、リラックス法として世界的に有名な筋弛緩法が挙げられます。いつでもどこでも行える方法です。詳しくは１４０ページで解説しています。ぜひ試してみてください。

ほかには、相手の片方の目を見て話すというのも有効です。心が動揺すると目線もゆらぎがちになります。相手の両目に焦点を合わせることはとても難しいので、まずは目線を1点に固定してみましょう。そうすることで心の動揺も安定してきます。

ココロとカラダを整えよう

- ✓ 筋弛緩法を実践する ➡P.140
- ✓ 話す相手の片方の目を見て話す
- ✓ あえてゆっくり話す

緊張していると早口になりやすいものです。早口になっている自分に気づいて、あえてゆっくり話すようにすると、緊張感が落ち着いてきます。

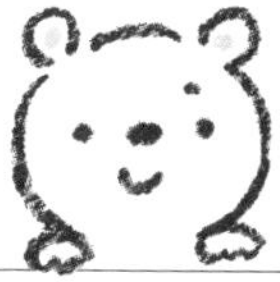

23

上司や先輩に叱られると必要以上に落ち込んでしまう

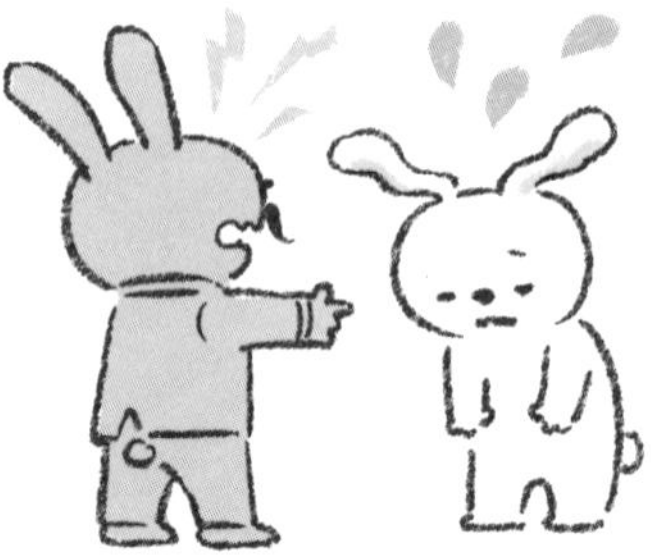

叱られた事実と内容を切り離して考える

叱られたときに必要以上に落ち込んでしまう原因の1つとして、なぜ叱られたのかということよりも、叱られたという事実にフォーカスしてしまい、この事実が積み重なるたびにさらに気持ちが落ちてしまっていると考えられます。叱った相手がどういう表情だったか、どんなシチュエーションで叱られたのかということよりも、その内容にだけ目を向けることを少しずつしていけるとよいですね。

また状況によっては、相手の怒りをぶつけられたということもあるかもしれません。そのような場合も、怒りはそのまま受け止めず、怒りの原因となっている内容にのみ目を向けるようにしてください。叱られたという事実と何が問題だったかを切り離すことで、「私が悪い」ではなく「今回のここが悪かった」とだけ受け止めることができ、心へのダメージは減らせます。

ココロとカラダを整えよう

✓原因を「自分以外」に向けた言葉にして投げかける ➡P.142

✓一度、その場をリセットする ➡P.144

✓頑張ったこと、達成できたことを書き出す

1日の終わりに叱られた事実が重く残るかもしれませんが、一方で頑張ったこと、達成できたこともあるはず。毎日書き出す習慣をつけておくと、日ごとに振れ幅を小さくできます。

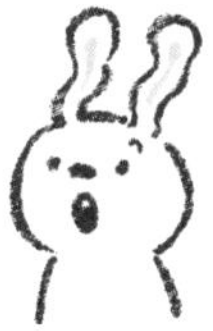

24

職場の人間関係に もやもやする

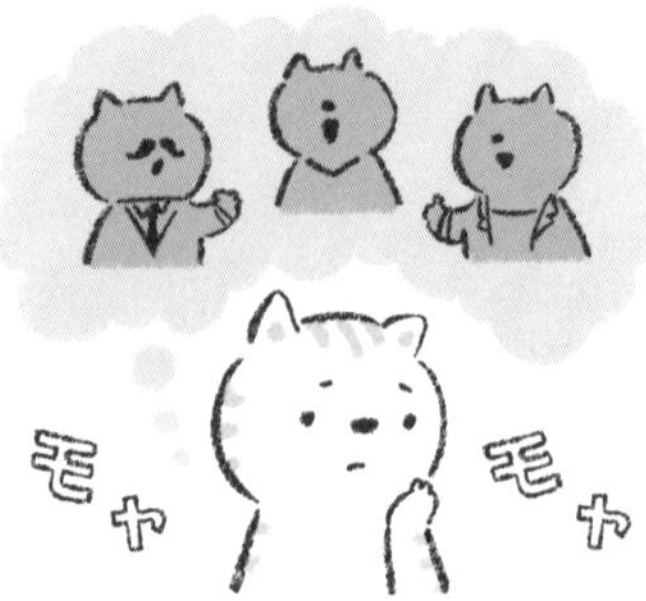

職場の自宅の間に心地よい場所を

組織に属している人は多かれ少なかれ、もやもやすることはあると思います。職場で感じたもやもやは職場にいるときだけにとどめておき、自宅にまでは持ち帰らないのがいちばんです。そのためには職場と自宅の間に自分が属していて心地よいと思える場所やつながりをもつことです。お気に入りのカフェで気の置けない友人と喋る、趣味の場所で趣味の話で盛り上がる、お気に入りのホールで色々な人の講演会を聞きに行く、昔からの友人と集まって話をするなど、ルールに縛られないゆるいネットワークをもっておくことで、不快な場所やコトから自分を逃がしてあげることができます。居場所が1か所だけだと、その場での出来事や評価だけで心がパンパンになってしまいます。嫌なことを笑ってごまかし、自分を犠牲にせず、本当に笑える場所をもつことで、心にゆとりが生まれます。

ココロとカラダを整えよう

- ✓「昨日はよく眠れた？」を合言葉にする ➜P.146
- ✓職場と自宅の間に心地よい場所をつくる
- ✓人を評価する人からは絶対に距離をとる

人を評価したり噂話をしたりする人からは心の距離をとりましょう。返事や挨拶はするものの、話は広げない、ラインなどの返信も少し時間を空けてからとるなどで距離は保てます。

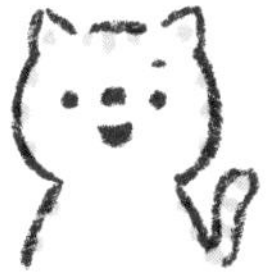

25

日中、ボーっとしてしまうことがある

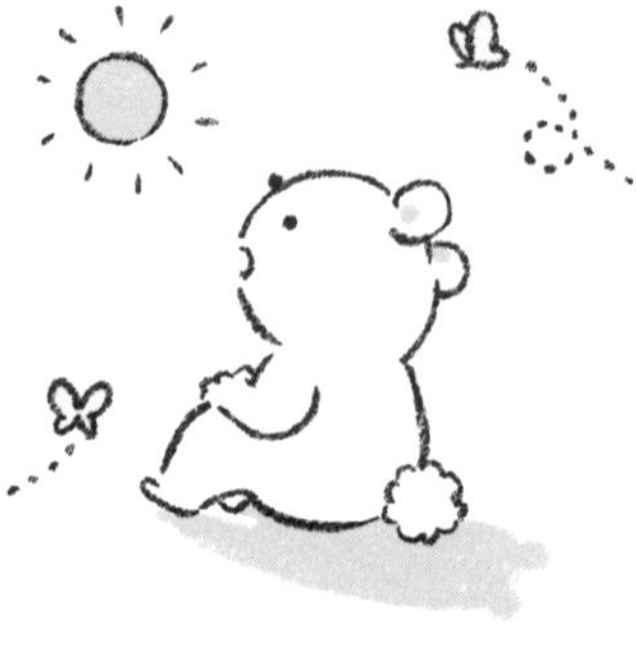

体からの「休め」という声に耳を貸そう

日中にボーっとしてしまうのは、体からの「休め」という緊急指令です。胃が疲れているときに、焼き肉の食べ放題に行こうとは思いませんよね。無理に食べたらさらに具合悪くなってしまいそうです。体の疲れも同じです。体が疲れているときに、気合いだけで動こうとしても無理があり、余計にダメージが大きくなるでしょう。

ボーっとしてしまうときは、ボーっとしない方法を探すのではなく、のんびりボーっとしましょう。そのうち「ボーっとしてるのはつまらないなぁ」と思ったら自然と体が動き出します。ボーっとしている時間が長くなっていたら、それだけ長い休みを欲しているのです。素直に体の声に耳を貸し、自分を労わってください。さらにぐっすり眠れば、日中のＱＯＬは確実に高まります。「無駄」と思えるような時間も大切な人生の余白です。

ココロとカラダを整えよう

✓計画的に「サボる」 ➡P.134

✓遮光カーテンをやめる

室内が少しずつ明るくなることで目覚めの準備が整ってきます。朝日を完全に遮断する遮光カーテンは快適な目覚めを妨げるため、使わないようにしましょう。

✓運動で積極的に疲れる ➡P.104

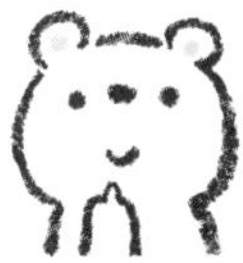

26

突然のハプニングへの対応力が落ちた気がする

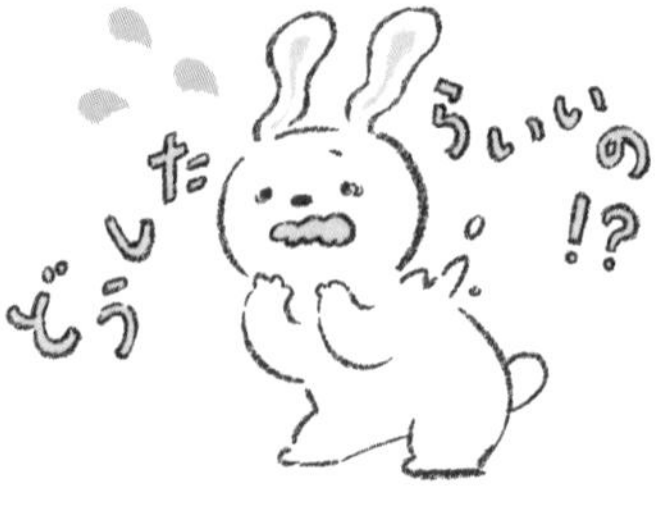

知らず知らずのうちに疲れがたまっている

「落ちた気がする」ということは、「普段の自分ならもっとやれるのに」というところがあるのですね。いつもの自分、今までの自分ならスムーズに対応できているはずなのに、どうもうまくいかないというのは、今のあなたに心身の疲れがたまっているからではないでしょうか。しかも、自分ではあまり気がつかないうちにそんな状態になっていると考えられます。

今は対応力を磨こうとするよりは、知らず知らずのうちにたまっていた心身の疲れを手放していくほうが先決です。「あー疲れた、限界、もう動けない」という疲れならわかりやすいのですが、無意識にたまっている疲れの場合、ただ休むということだけでは解消しにくいのが現実です。以下でもその方法を紹介していますが、具体的に何らかの行動を伴う方法でアプローチしたほうが確実です。試してみてくださいね。

ココロとカラダを整えよう

- ✓ハンドマジックで心に平安を取り戻す ➡P.120
- ✓「頭寒足熱」で脳のゴミを捨てる ➡P.148
- ✓「水曜日」はご褒美デーにする ➡P.150

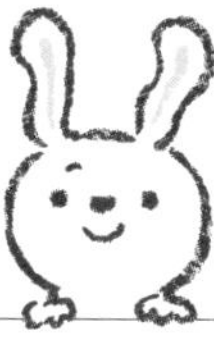

27

他人の目が気になってしかたがない

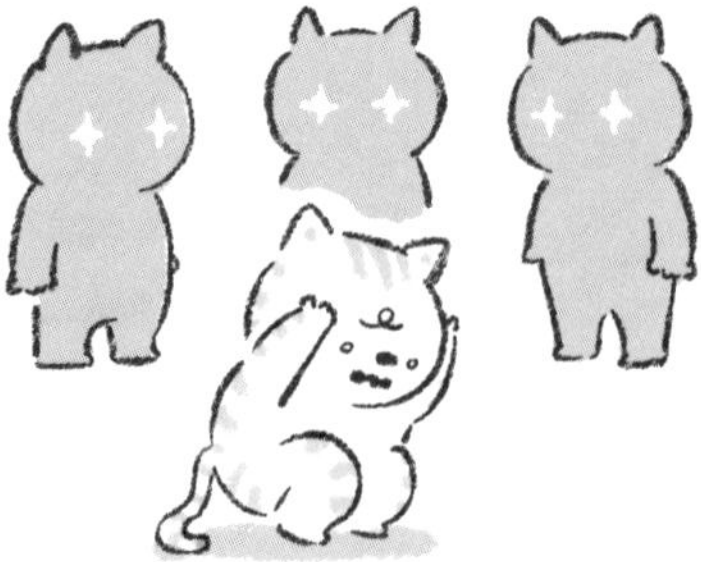

自分の「Want」を最優先に

他人の目が気になるのは、思考の軸が自分ではなく他人にあるためです。自分の「Want」よりも「人が望むであろうWant」を優先していませんか？ 自分の気持ちよりも、つい他人と比較して物事を選んだり、人から評価されるであろう行動を選んだりしていませんか？ 人の顔色を見て自分の声を無視のではなく、自分の「好き」や「こうしたい」に自信をもってください。ドラマの主人公は自分です。

27ページでも述べましたが、どういう行動をとったところで一定数の人からは嫌われてしまうものです。全員から好かれたり高い評価を得ようとしたところで、それは無理と最初から思って置くことも大切ですね。また、「他人の目」と言いますが、自分が思うほどだれかがあなたのすべてを一部始終見ているわけではありません。気を楽に行動して大丈夫、安心してください。

ココロとカラダを整えよう

- ✓自分と他人との心の境界線をしっかりもつ ➜P.136
- ✓「他人軸」ではなく「自分軸」で物事を考える
- ✓スマホの使用時間を制限する

SNSの「いいね」の数=自分への評価ではありません。SNSでの自分や他人への反応が気になる場合は、スマホに触れている時間を減らすことが心の平和につながります。

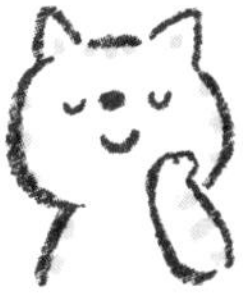

28

夜、なかなか寝つけない

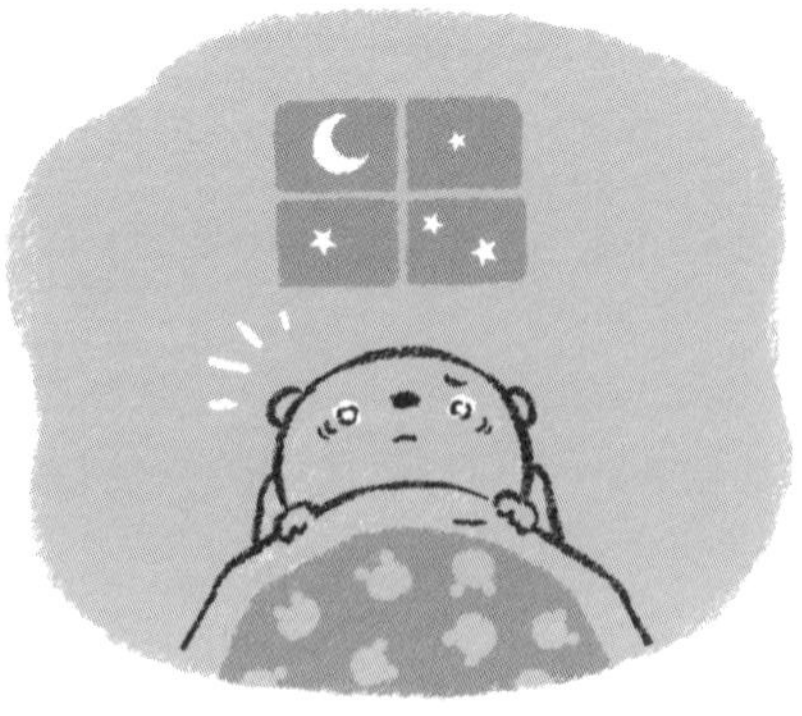

寝つけないときは寝室を出る

夜、なかなか寝つけないでいるとどんどん焦ってきて、眠れない間にさらにいろいろな考えが頭の中を満たしてしまいますね。とてもつらい時間です。そんなときは思い切って寝室から出てみてください。ただし、そのとき明るい光に当たることは避けます。そして時計は見ずに単調作業をくり返してみてください。本を読む、ネイルをする、ぬり絵をする、洗濯物をたたむ、靴を磨く、編み物をする、ストレッチをするなどが望ましいです。そして、眠気がきたらすぐにベッドに戻ります。

さらに寝つくためのおまじないとして知っておいてほしいのは、「**スリープセレモニー（入眠儀式）**」です。詳しくは180ページでも述べますが、毎晩、就寝前のルーティーンを決めておくと、それをし始めると眠気に誘われ、スムーズに眠りにつけるというものです。あなただけのルーティーンを探してみてください。

ココロとカラダを整えよう

- ✓ 自分だけの「眠りの常備薬」を持っておく ➜P.098
- ✓ 睡眠の質にフォーカスする ➜P.166
- ✓ スリープセレモニーを習慣化する ➜P.180

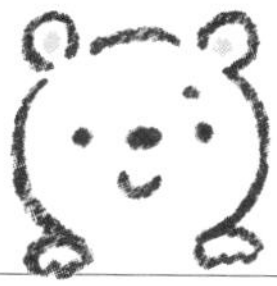

29

天気や気圧の影響を受けやすい

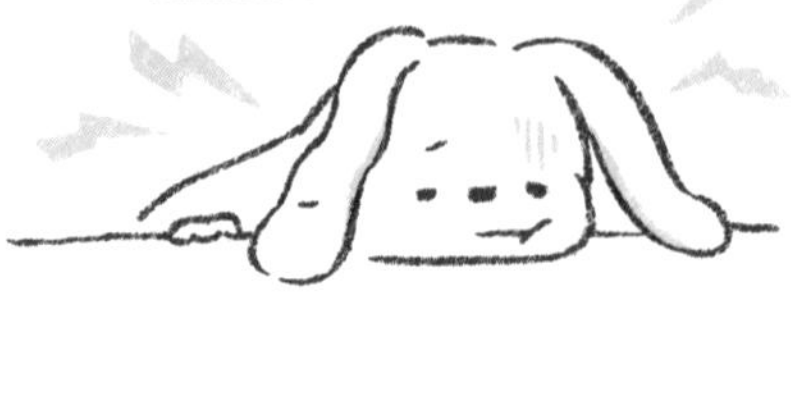

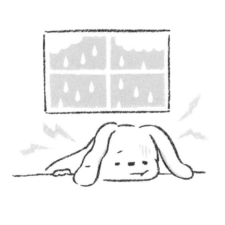

自律神経を整えるのが近道

天気や気圧の変化の影響を受けやすい人は少なくありません。「気象病」という言葉もあるほどですから。実際に気圧が変化すると、内耳がそれを感じ取って血管を収縮させたり膨張させたりしています。こうした調節は自律神経が担っています。ふだんから自律神経が整っていれば、スムーズに調節できるのですが、自律神経が乱れがちの場合は、この変化に対応しにくくなったり、過剰に反応してしまうことがあり、それがだるさ、めまい、片頭痛などといった不調になって体に現れます。

なるべく天気や気圧の影響に左右されないようにするなら、自律神経を整えることが近道です。自律神経は睡眠と深い関係にあります。自律神経を整えるというと途方もないように思えますが、毎日の睡眠を見直し、気象の変化に強い体と心を手に入れましょう。

ココロとカラダを整えよう

- ✓「頭寒足熱」で脳のゴミを捨てる ➡P.148
- ✓「手もみジュース」を飲む ➡P.152
- ✓ 睡眠の質にフォーカスする ➡P.166

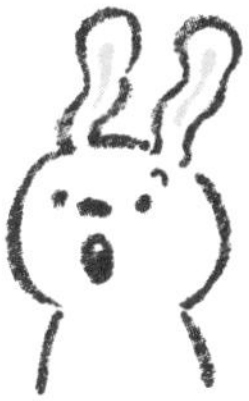

30

肌が荒れがち

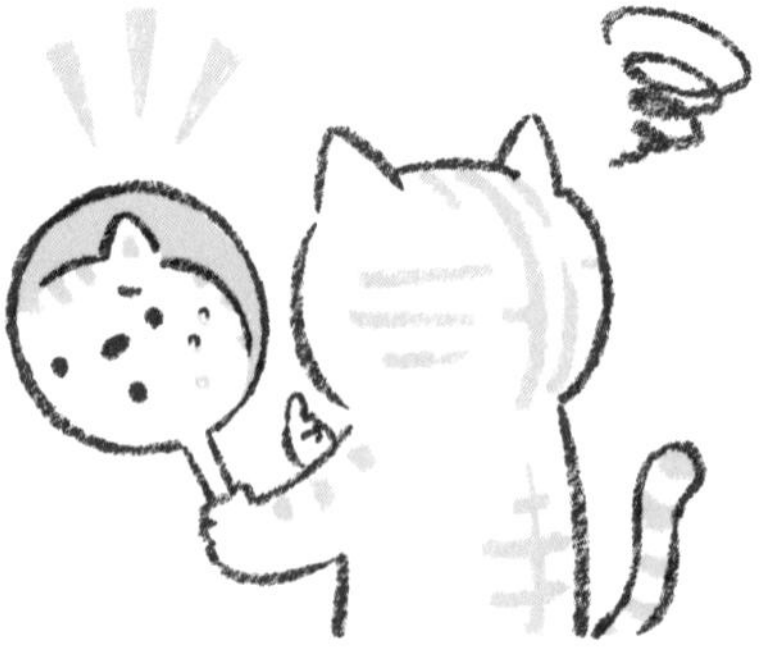

枕カバーの見直しと追いクリームを

眠りのアドバイスの仕事をしていると、睡眠に満足している人たちのほうが、肌トラブルが少ないと実感できます。基本は眠りを整えることで、明日の「キレイ」を予約してください。

すぐにできる方法としては、枕カバーの素材をチェンジすることです。枕カバーには意外に顔の肌が触れています。肌タンパクに最も近い天然繊維で肌や髪の毛との摩擦が少ないシルク素材がおすすめです。抜け毛などの髪の毛のトラブルや悩みがある方にもシルクの枕カバーはおすすめです。枕カバーは美容液やクリームなどの化粧品と同じ立ち位置で選ぶことが大切です。

就寝中は冬でもコップ1杯分の汗をかくうえに、7時間もの間、水分補給が行われません。顔の肌は薄くてデリケートなので就寝前に追いクリームを塗ってしっかり肌を保湿しましょう。そして、起床時には1杯分の常温の水か白湯を飲んでください。

ココロとカラダを整えよう

✓「手もみジュース」を飲む ➡P.152

✓寝る前と起きた後に保湿と水分補給を

人は寝ている間にたくさんの汗をかきます。良質な睡眠のために汗をかくので、水分はこまめにとりましょう。また水分をとることで、新陳代謝もよくなります。

✓睡眠の質にフォーカスする ➡P.166

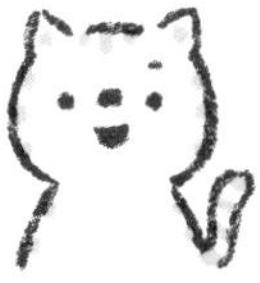

31

ちょっとした運動や仕事で疲れてしまう

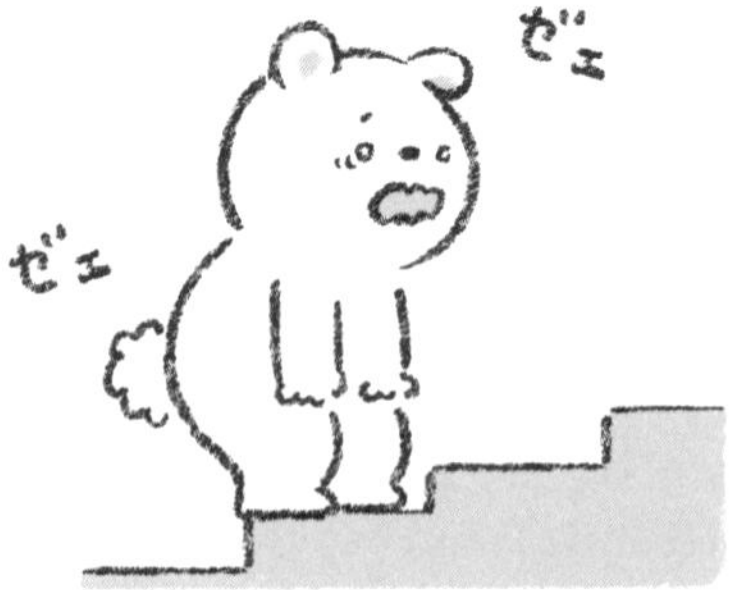

疲れているときこそ軽い運動が有効

自分では軽い負担だと思うことでも疲れてしまうというのは、色々と充電切れなのかもしれません。疲れているときは、これ以上はもう体を動かしたくない！という気分になりやすいのです。しかし、こんなときにこそ軽く体を動かすほうがよい眠りに入りやすく、結果、疲れを取り除いていくことにもつながります。

オフィスで疲れを感じたときは、休憩時間中に短時間の昼寝（パワーナップ）を取ったり、仕事の合間に伸び程度の軽いストレッチを行ったりするのはとても効果的です。仕事帰りに少し面倒でもひと駅前で下車して歩く時間を延ばすのもよいでしょう。軽い運動により血行がよくなると、血管内の老廃物も排出しやすくなります。寝る前は、呼吸を意識したヨガを行ってみましょう。具体的なやり方は158〜159ページで解説しています。

ココロとカラダを整えよう

- ✓「パワーナップ」を習慣化して脳の疲れをとる ➡P.154
- ✓「スリーブヨガ」で深い呼吸とともにエネルギーを取り込む ➡P.156
- ✓ 睡眠の質にフォーカスする ➡P.166

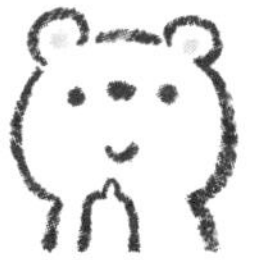

32

悪夢をよく見る

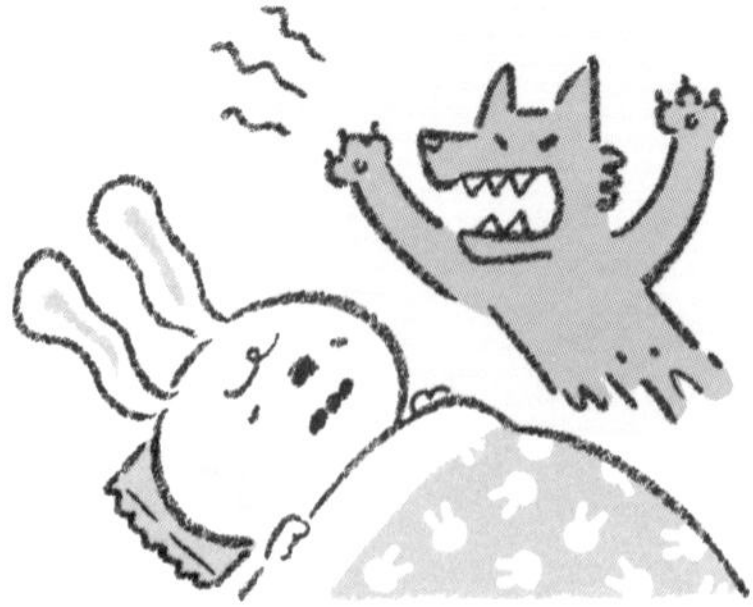

ストレスによる自律神経の乱れが原因？

悪夢を見るというのはつらいですよね。夢についての研究はまだ浅く、まだまだ未知の世界の話ではあるのですが、悪夢はやはりストレスと関連が強いことが示唆されています。ストレスによって自律神経が乱れ、それがまた睡眠を乱し、その中で悪夢を見ることが増えると考えられています。できれば原因となっているストレスをすぐに解消できればよいのですが、なかなかそうもいかないと思います。

今すぐできることといえば、寝る前にいったんストレスと遠ざかる時間を設けることです。92ページで紹介している「ワクワク会議」をしてみるのもよいですし、瞑想、読書、ぬり絵など、日中のストレスを忘れて何かに熱中できる時間を作ってみてください。その間に自然に心身がリラックスできて、眠りへといざなわれます。

ココロとカラダを整えよう

- ✓ サタデーナイトはワクワク会議をする ➡P.092
- ✓「頭寒足熱」で脳のゴミを捨てる ➡P.148
- ✓ 寝室の環境、寝具を整える ➡P.174、P.178

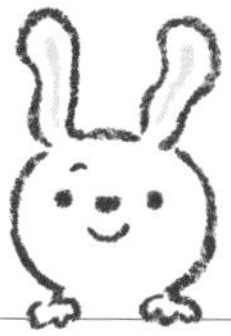

33

手足がよく冷える

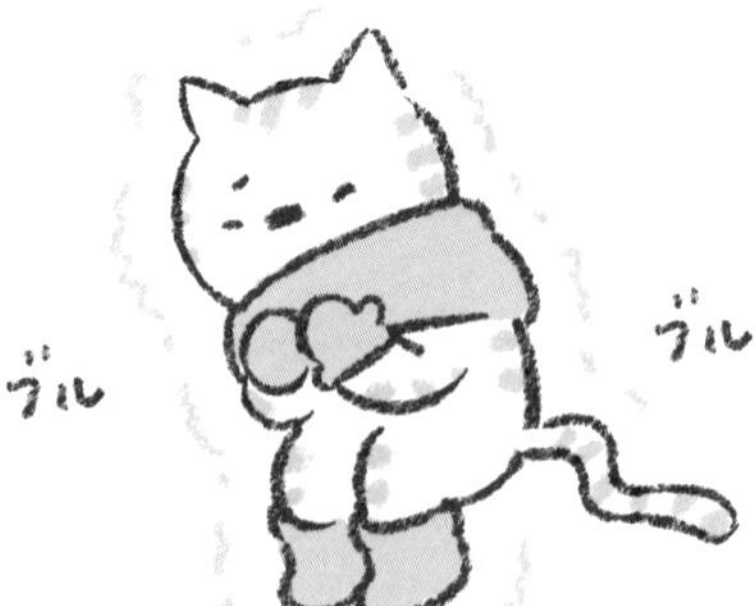

目元の温めが冷えに効果的

手足の冷えは秋冬だけでなく、冷房を使う時期にも悩まされる人は多いですよね。自律神経の乱れは手足の冷えにも関係しています。交感神経が優位になっていると血管が収縮して血行が悪くなりがちで、そのために手や足といった末端に血液が届きにくくなり、冷えやすくなります。冷えやすいのは体質と諦めがちですが、睡眠の力を借りて自律神経を整えながら、冷えを少しでも解消できることを行ってみましょう。

手足を直接芯から温めるのも効果的ですが、意外にも目元を温めるのも手足の冷えには有効です。就寝前に目元を約10分温めることで血管が拡張し血行がよくなって、手足の皮膚温度が上がるという研究データがあります。目元を温めるには温めたタオルを使うほか、市販のホットアイマスクを使うのもよいでしょう。ＰＣやスマホによる眼精疲労を和らげる効果もあります。

ココロとカラダを整えよう

- ✓ レッグウォーマーを着用して、ドライヤーの温風を1分間当てる
- ✓ スリープヨガでエネルギーを取り入れる ➜P.156
- ✓ 毎食タンパク質を意識してとる

タンパク質は代謝をアップして熱生産を高めるため、体温上昇によい栄養素です。タンパク質は毎食とれるように意識してみてください。

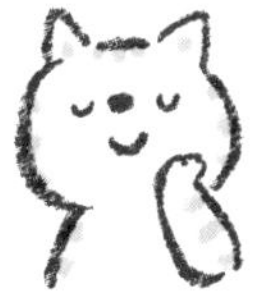

34

甘いものやアルコールの摂取量が増えた

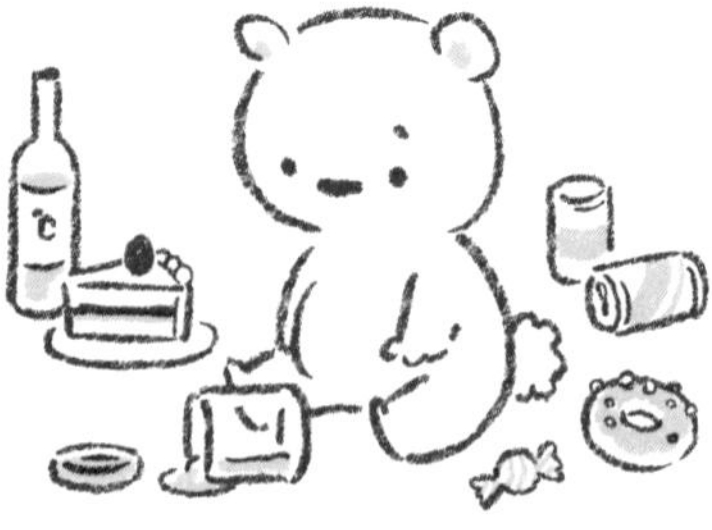

タンパク質でダイエットと睡眠改善を

甘いものやアルコールの摂取量が増えたと聞くと、ストレスが多い生活なのかなと想像できます。また、睡眠時間が短いと糖質や脂質に対する欲求が高まるとも言われています。

このように、甘いもの、アルコールとストレス、睡眠の間には密接な関係があるのですが、アメリカの大学が行った研究では、低カロリーの食事の中でタンパク質をたっぷりとるダイエットを行うと、やせるだけでなく、結果として睡眠の質も向上するという報告があります。睡眠が改善されることで食欲の中枢が整い、また糖や脂質の代謝がよくなるなどダイエットに効果的な条件が整うようになり、**さらにやせやすい身体をつくることができる**というのです。甘いもの・アルコールがやめられてダイエットにもなるなんて、タンパク質と睡眠は最強コンビですね。

ココロとカラダを整えよう

- ✓ 毎食タンパク質を意識してとる
- ✓「積極的3分ポジティブイメージ」の実践 ➡P.100
- ✓ 睡眠の質にフォーカスする ➡P.166

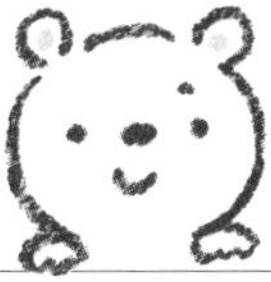

35

思い出したらつらいと
わかっていることを、
あえて引っ張り出して
しまう

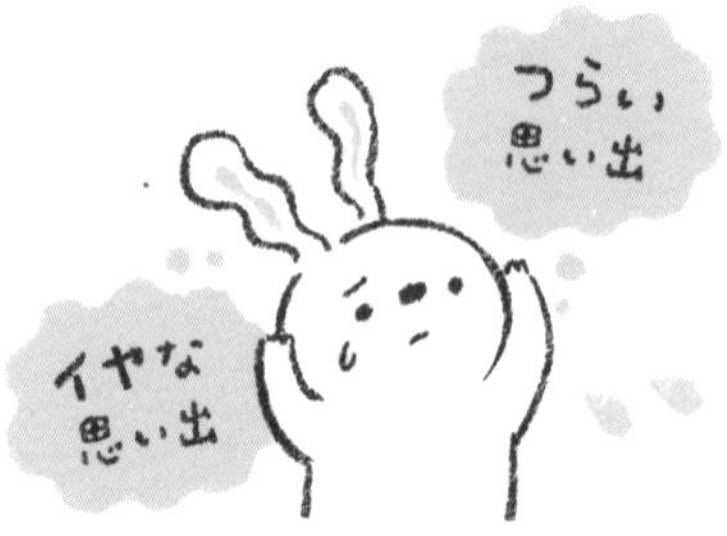

癒えていない思いは吐き出し、環境を変える

人は程度の差こそあれ、過去につらい経験を持っています。過去につらいことがあったのは事実かもしれませんが、それで思い病んでいるのは今、この瞬間です。過去のつらさがまったく癒えていないままなら、**あえてその思いを思い切り吐き出すことも必要かもしれません**。罵詈雑言でも何でもよいので思い切り紙に書き連ねてみましょう。気が済むまで続けてください。それすらできない状態なら、その気持ちから逃れるために集中できることを行っても構いません。そうするうちに次第に自分のことを客観的にみられるようになります。その後は**つらかったころにいた環境をがらっと変えてみるとよいでしょう**。例えば部屋の模様替えや好みの香りを変えるなどして、五感から過去の自分を思い出しにくくするようにするのです。これはかなり効果的です。

ココロとカラダを整えよう

- ✓「積極的3分ポジティブイメージ」の実践 ➡P.100
- ✓全力で逃げていい ➡P.130
- ✓「ま、いっか」を合言葉にする ➡P.138

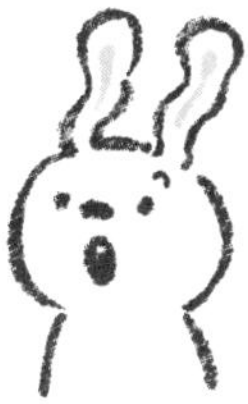

COLUMN

心のエネルギー不足に気づく「3つのA」

自分の「行動」や「態度」から心のエネルギー不足に気づくことができます。2週間以上目に見える行動変化が続くようであれば、メンタル不調として対処していく必要があります。そのための指標となる「3つのA」があります。

● Alcohol（アルコール）

お酒だけでなく、ストレス発散のために取り入れている趣味嗜好のようなものが当てはまります。適度なら問題ありませんが、不調のサインとしてみる基準は、いつもより量や時間が増えて依存傾向が強まっていないかということです。
ネットサーフィン、ゲーム、甘いものなどの暴飲暴食、メールの回数、衝動買いの金額など、日常生活に支障をきたすほどの兆候が出てきたら危険信号なので、その前にセルフコントロールすることはとても大事です。

● Absent（アブセント）

「欠席」という意味のAbsent。「欠席」だけでなく、「遅刻」「早退」の頻度が増える、続くなどの状態のことを指します。仕事だけでなく、すべての物事に対しての集中力が低下します。「疲れやすいと感じる」「メイクや服装など、身だしなみに気を配れなくなってきた」「だるさが残る」などがある場合は要注意です。

● Accident（アクシデント）

集中力の低下から、仕事上でのミスやアクシデントは増える傾向が強まります。アポイントの時間を間違える、誤字脱字が増える、書類の数字を間違える、約束や指示を忘れるなど。こういったミスなどから周囲や仕事のトラブルが増え、さらにストレスが重なるという負の連鎖が止まらなくなってしまう危険性があります。

日常的に知らず知らずのうちに陥りやすい「3つのA」なので、意識的に自分の不調に気づき、自分をいたわってあげる習慣をもつことが大事になってきます。

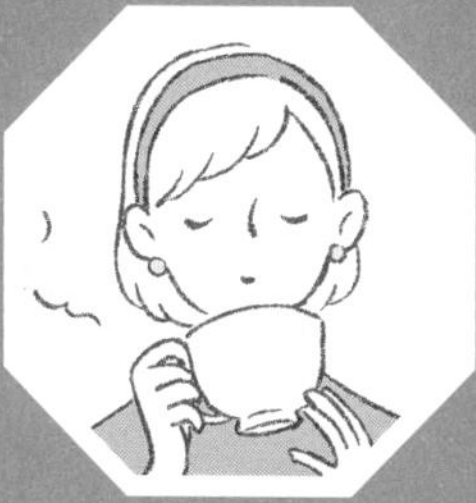

2

ココロとカラダを整える 33の習慣

心と体が疲れたときに
自分に優しくできる習慣を紹介します。
ついついがんばりすぎてしまったときに
ぜひ実践してみてください。

お守り代わりの魔法の習慣

この章には、カラダやココロが少し疲れてしまったときに、すぐにできる「習慣」を集めてみました。習慣化するというと、ちょっとハードルが高いと思われるかもしれませんが、1つ1つは思い立ったらできる簡単なことです。

「魔法の」と名づけているのは、即効性があるからです。相談者の方たちからも、「目からうろこだった」「半信半疑でやってみたらすぐに気分が明るくなった」「ものすごく悩んでいたはずなのに、そんなに悩んでいたのがバカらしくなってきた」などと評判だったものばかりです。

ココロとカラダを整える「習慣」は全部で33個あります。全部やってみる必要

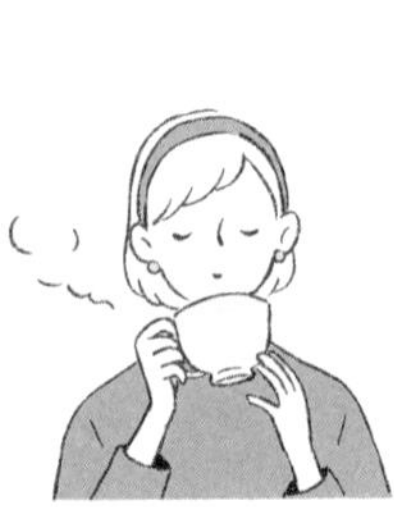

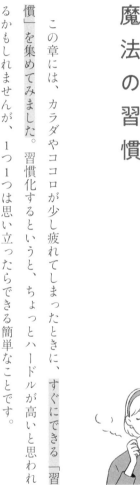

はありません。何か気になるものがあれば試しにやってみてください。自分にしっくりくるようなら、何かあったときにすぐに行えるお守りとして、いつでも使えるようにしてみましょう。

いくつか気に入ったものが見つかれば、「このときはこれを使う」と決めたり、自分の中のルーティーンの1つとして組み込んで使ったりしてもよいと思います。

ココロやカラダからヘルプサインが出たときには、この習慣をというものを持っていれば、きっと不安なあなた、心細いあなたを、自信を失ったあなたの支えになってくれるはずです。

TIPS

01

サタデーナイトは
ワクワク会議をする

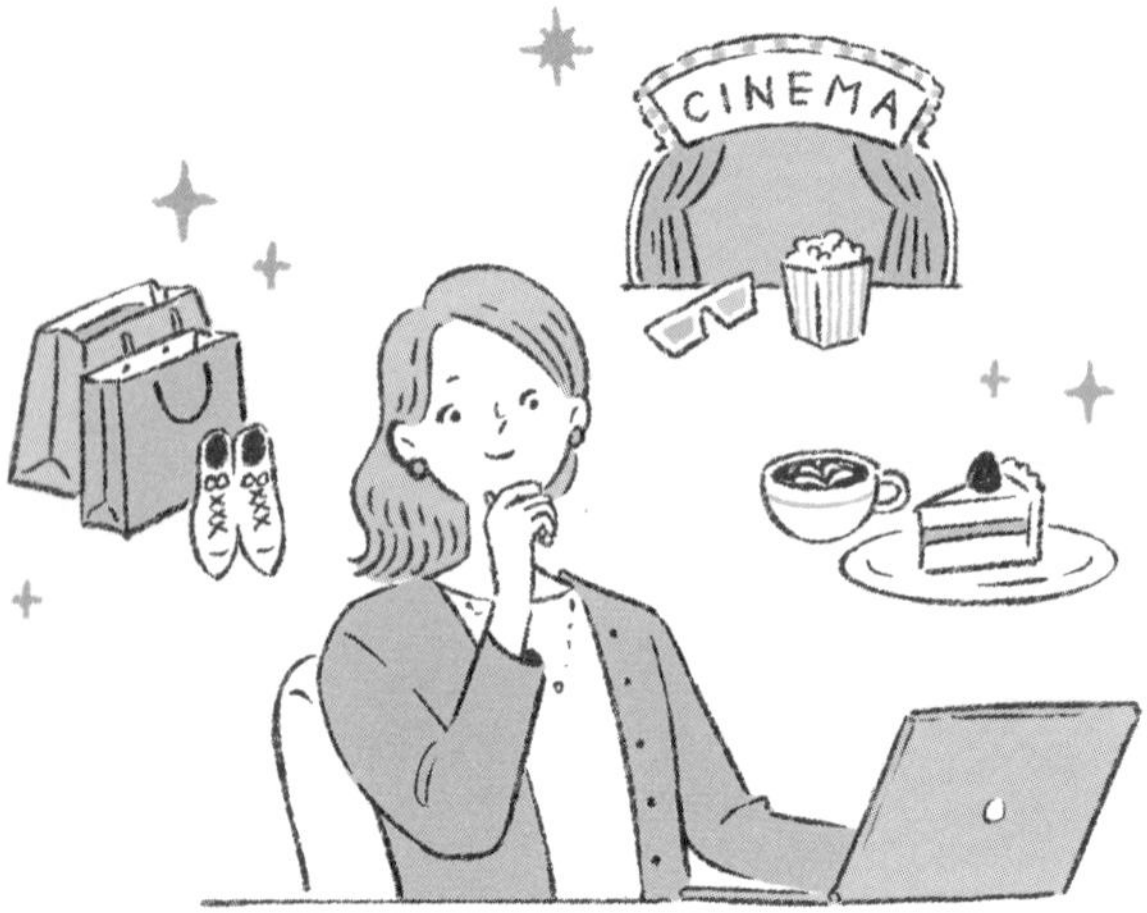

こんなときにオススメ

- 入浴後のスキンケアタイム
- 夕食のとき
- 月曜朝の準備をしているとき

一緒にやると効果UP

- 顔や手足のマッサージ
- 暖かい飲みもの（ノンカフェイン）を飲む
- 7時間眠れるように就寝する

行きたいところ、食べたいもの、あれこれ計画を立てて！

憂うつな気分になりやすい週末の夜は、心の中で「ワクワク会議」をしてみましょう。先々への期待感が幸せ物質「ドーパミン」を分泌して憂うつな気分を吹き飛ばしてくれるからです。これから先にやってみたいことをたくさん考えてみてください。例えば、次の週末や連休に何をするのか具体的に計画を立てたり、ガイドブックを見ながらイメージしたりしてもいいですね。セール時期なら買うものをリストアップしておく、行ってみたいカフェの行き方と調べて注文したいものをサイトから選んでおくというのもおすすめです。ＰＣやスマホにかじりついてがっつり調べ始めると、逆に脳が冴えわたって寝つきにくくなるので、交通機関や宿の予約などはまた別のときに行い、ここではふんわりと考えを巡らせる程度で。次の週末のことだけを考えていると、それが達成されたときにまた「あー、終わっちゃった」と寂しい気分になるので、できるだけ先の予定まで小さなことでもあれこれ考えておくと幸せ気分はいつまでも続きます。

TIPS

02

朝は黄色い食べ物で1日をハッピーに！

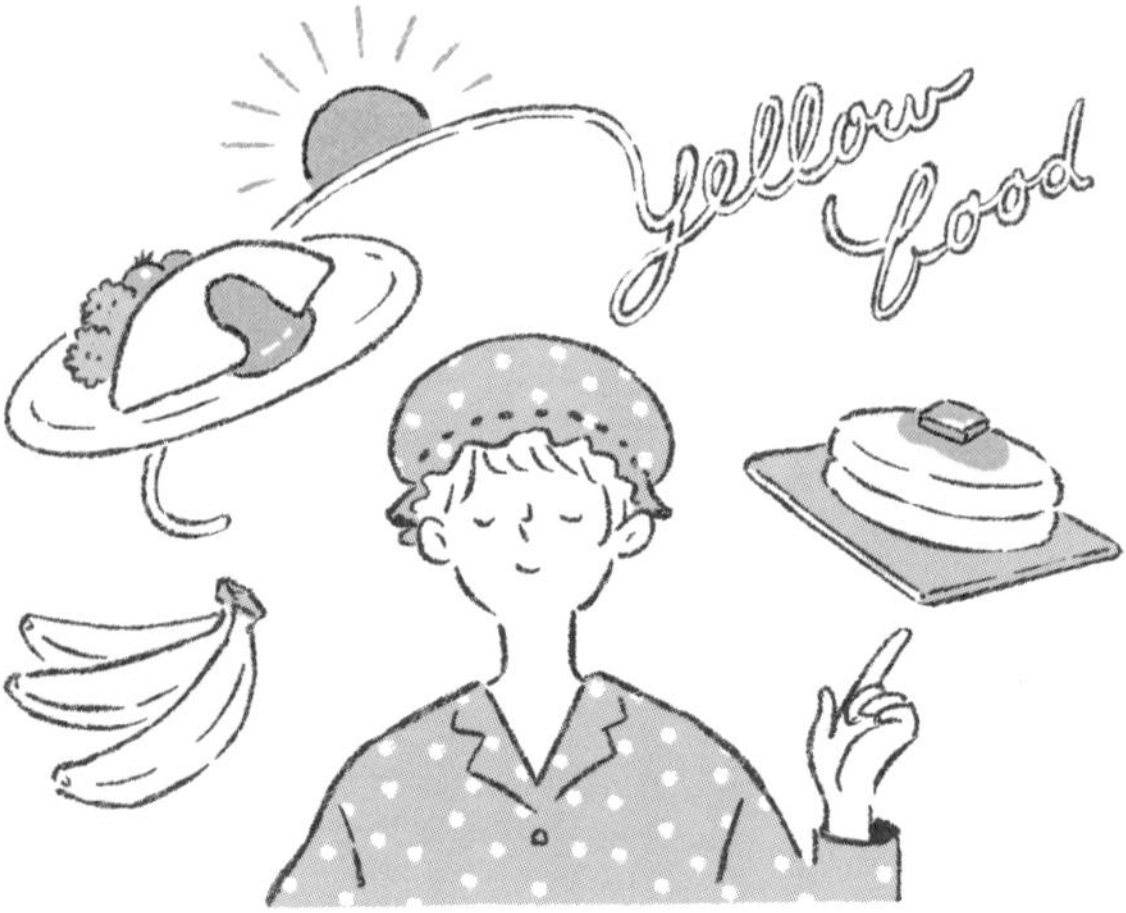

こんなときにオススメ

- 平日の朝
- 翌日に不安があるとき
- 気分を上げたいとき

一緒にやると効果UP

- ちょっと贅沢な食べものを用意する
- 黄色の小物を活用する
- 黄色の花を飾る

黄色は幸せを感じる色

イギリスの「サンデー・エクスプレス」誌で発表されている研究では、落ち込んでいるときに幸せな気持ちになるための秘訣は「黄色い食べものを食べること」という報告があります。調査対象の70%の人が黄色い食べものを食べると幸福を感じるという結果が出ているのです。

なかでも1番人気はオムレツでした。61%の人がオムレツを食べることで幸福感を感じるというアンケート結果が出ています。さらに、55%の人がマカロニチーズやバナナを、54%の人ががパンケーキといった結果も出ています。そして注目すべきは、62%の人が「冷蔵庫の中に黄色い食べものがあってほしい」と回答しているのです。用意しておく黄色の食べものも、ふだん買うものより少し高価なプリンなど、ちょっと贅沢なものを用意しておけば、さらに気分が上がりますね。黄色は人の気持ちを上げる効果があることから、頑張りたいときに黄色の小物を持つようにする、室内に黄色の花を飾るなどという方法も使えます。

TIPS

03

マルチタスクをやめて シングルタスクにする

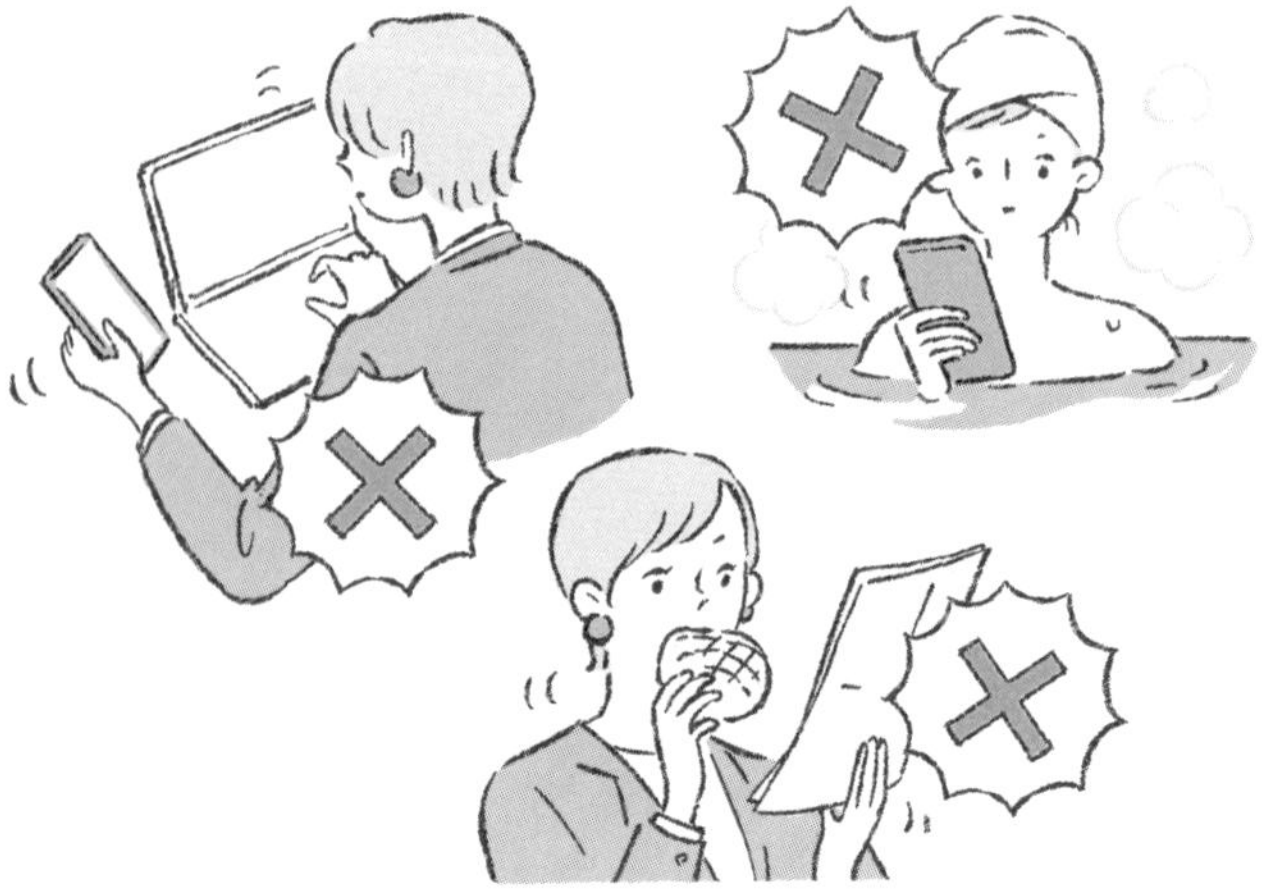

こんなときにオススメ

- 仕事や家事のとき
- パソコンやスマホをしているとき
- 食事のとき

一緒にやると効果UP

- 目の前にイライラしている人がいたらその場を離れる
- ガムをかむ
- 外の景色を眺める

シングルタスクでイライラは半減

忙しい現代生活では、仕事でも日常生活でもマルチタスク状態ではありませんか？　仕事中に友人関係のラインを見る、食事をしながら資料のチェックをする、入浴中にＳＮＳをチェックするなどです。心が元気なときは複数のことを行いながら様々な情報を得ても、感情もそれぞれに対処できていますが、心に余裕がなくなっているときに同様のことを行うと、それぞれの情報に感情が振り乱されてイライラが積み重なっていきます。

こんなときは、マルチタスクはやめてシングルタスクにすることを意識してみましょう。感情を乱されるようなラインかもしれなければ仕事中に見るのをやめる、食事中は仕事をせずに味わうことに集中する、せっかくのリラックスタイムである入浴中にはリラックスにつながることだけをする、などです。シングルタスクを心がけて、今、目の前にあることを大切に行うだけでイライラは半減し、今、行っていることを効率的に行えたり、より楽しんだりすることができます。

TIPS

04

自分だけの「常備薬」を持っておく

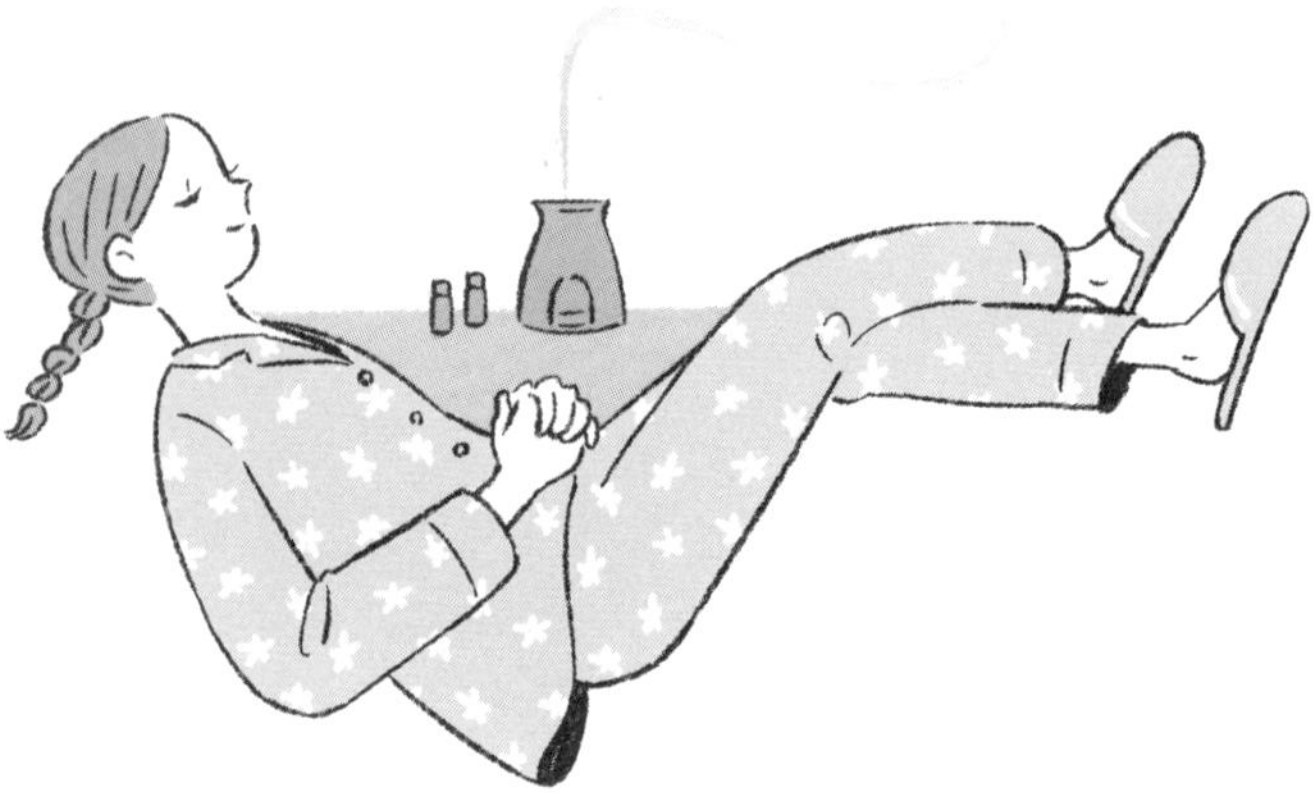

こんなときにオススメ

- 不安な気持ちが生じてすぐ
- ベッドに入る前
- 何かの作業を始める前

一緒にやると効果UP

- ゆっくり数を数える
- 抱き枕にしがみつく
- 動物と触れ合う

自分を信頼できる行動が「常備薬」

不安を感じたとき、「これをすれば心が落ち着いてくる」というものを用意しておくのがおすすめです。まさに、あなたにとっての不安なときの「常備薬」です。「好き！」と心から感じるものであれば、音楽でも、本でも、お茶でも、香りでも、何でもＯＫです。何か思い浮かびましたか？

これを「常備薬」にするためには、普段不安を感じておらず、心が元気なときから、常に「好き！」と思えるものを手に取れるところに置いておいて、不安を感じたらすぐにそれを使うことが大切です。例えば、不安な気持ちがわいてきたら、好きなアロマの香りをかぎます。最初のうちは香りをかぐことで気持ちが落ち着いてきますが、続けているうちにその香りが、安心感へ自然に導いてくれるようになります。未来は思った通りにはならないかもしれません。でも、やった通りにはなります。不安な「気持ち」を変えることは難しいですが、自分のことを信頼できる行動をとり続けていれば、絶対に大丈夫です。

TIPS

05

「積極的3分ポジティブイメージ」を実践する

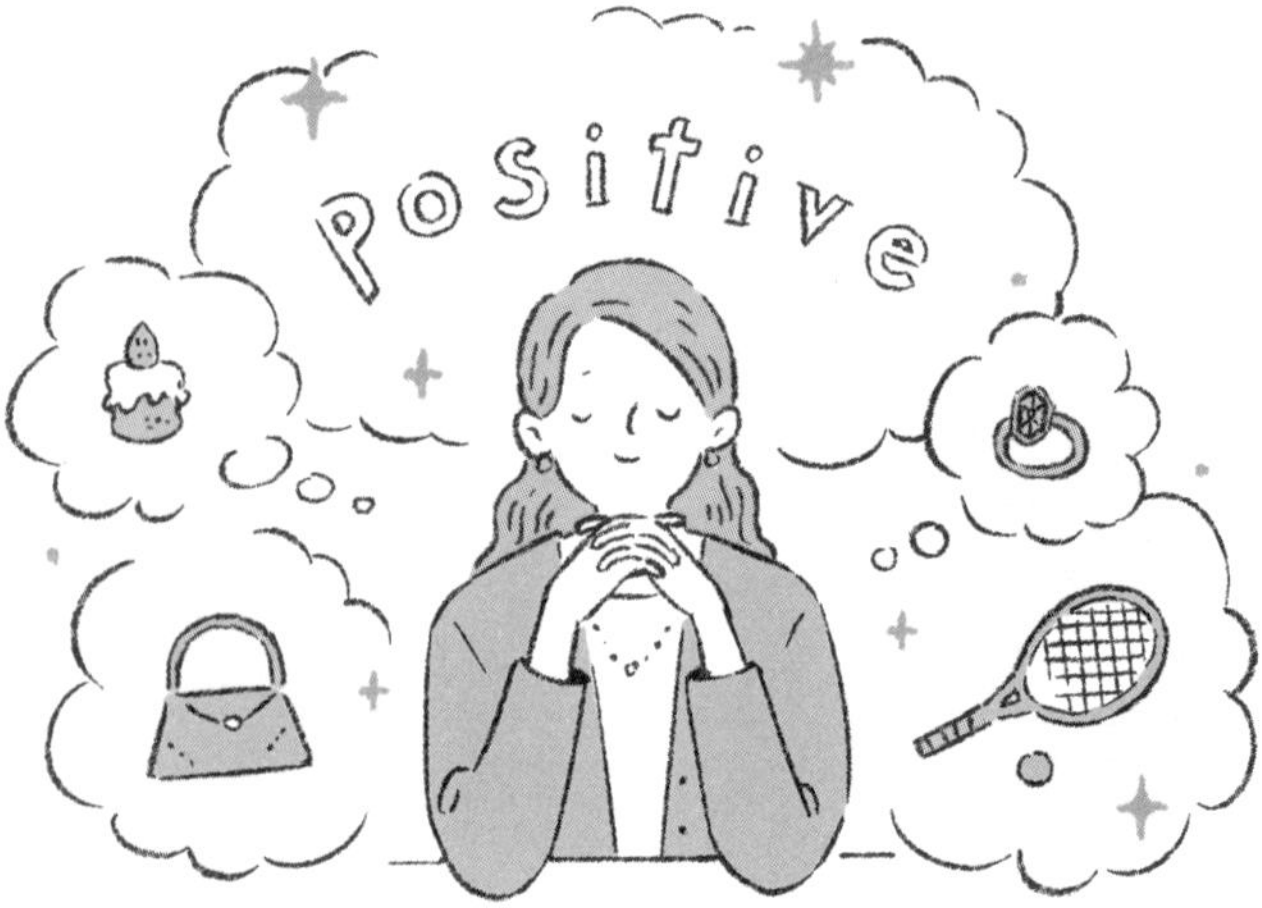

こんなときにオススメ

- 不安感がつきまとうとき
- ネガティブなことばかり考えてしまうとき
- リラックスしたいとき

一緒にやると効果UP

- ゆっくり数を数える
- 単純作業をくり返す
- 毛布などにくるまる

ハッピーなイメージを重ねていく

不安などの何かネガティブな感情抱いたとき、それを「考えないようにする」ことは到底無理です。実際に心理学の実験でも、被験者に「シロクマのことを考えないようにしてください」と伝えると、被験者の頭の中はシロクマでいっぱいになってしまうことがわかっています。こんなときは考えないようにするのではなく、「積極的に別のことを考える」ことが最大に効率のよい解決策です。

具体的には、3分間、自分の気持ちがハッピーになることやもの、場所、人を頭の中でイメージします。例えば、大好きな人と春の太陽のもとで波打ち際を散歩していることをイメージするとします。大好きな人の顔、恋人やパートナーなら手もつないでいるかもしれません。やわらかな光、心地よい風、波の打ち寄せる音など細かくイメージできると思います。大好きな人とどんな話をしているのか、想像してみてもよいですね。イメージを引き寄せて重ねている間、不安やネガティブなことは頭の中から消えていて、気持ちも落ち着いてくるはずです。

TIPS

06

「マインドフルネス瞑想」を実践する

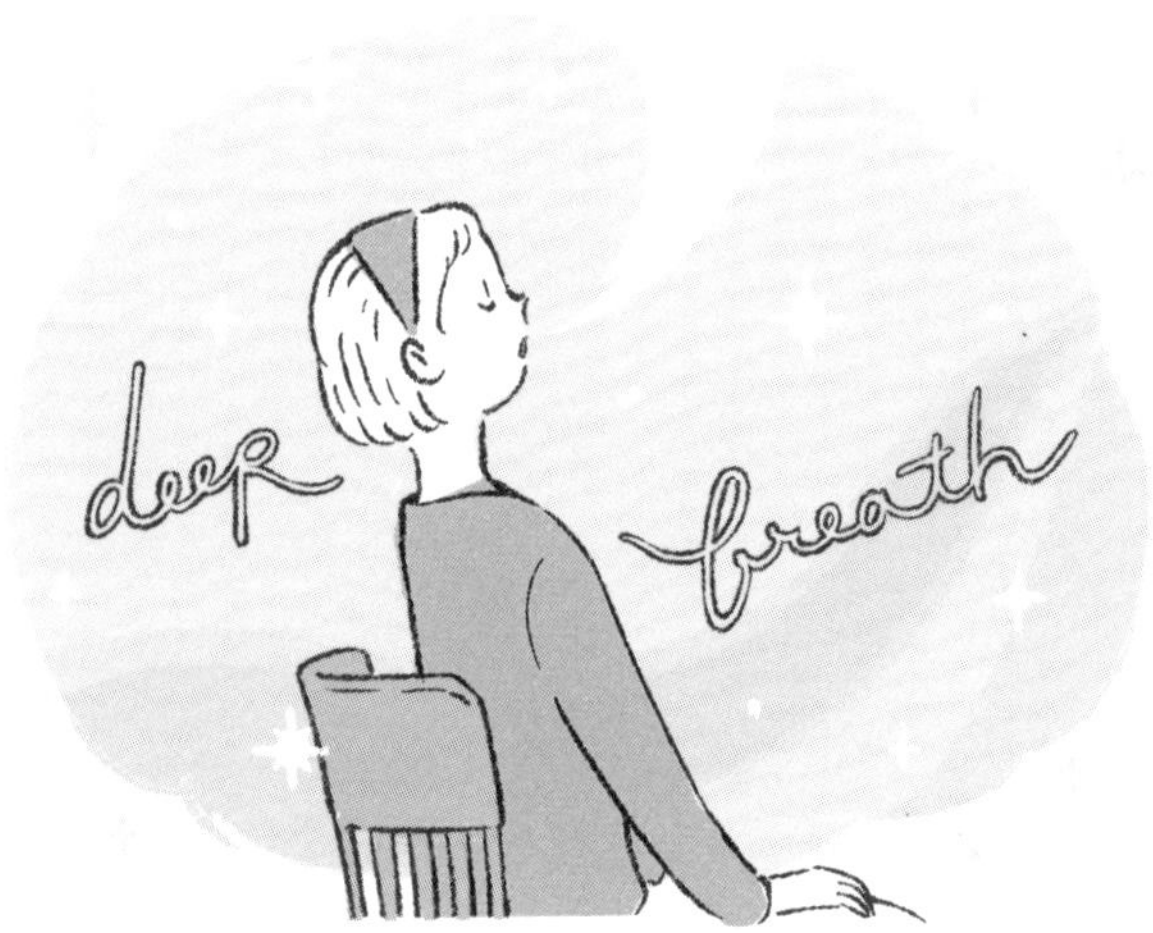

こんなときにオススメ

- 不安な気持ちがおさまらないとき
- イライラしているとき
- 朝起きたとき

一緒にやると効果UP

- 好きなアロマを焚く
- ロウソクの火を見つめる
- 時計の秒針を見つめる

「今この瞬間」に集中して不安から解放される

私たちの頭の中は、常に不安なことや心配ごとが次から次へとめぐり、考えごとでいっぱいになっています。人は1日に6万回も思考するといわれており、その9割がくり返し、同じことばかりを考えているそうです。私たちは2度と戻らない「今この瞬間」という貴重な時間を生きているにも関わらず、過去や未来、つまり「ここではないこと」についてばかり意識が向いているということになります。過去はいくら考えてみたところで変えられません。「こうしていたら」、「こうなったら」という「たられば」なことよりも、今「ここ」に集中することで、私たちは不要に抱いている不安や恐怖から解放され、幸せの種を植えることができるのです。

具体的には、まずイスに座って上半身の力を抜き、ゆっくり深呼吸をします。頭に何かよぎったら「雑念」、かゆみが気になったら「かゆみ」と一言だけ唱えて呼吸に意識を戻します。最初は5分くらいから始めて時間を長くします。

TIPS

07

運動で積極的に疲れる

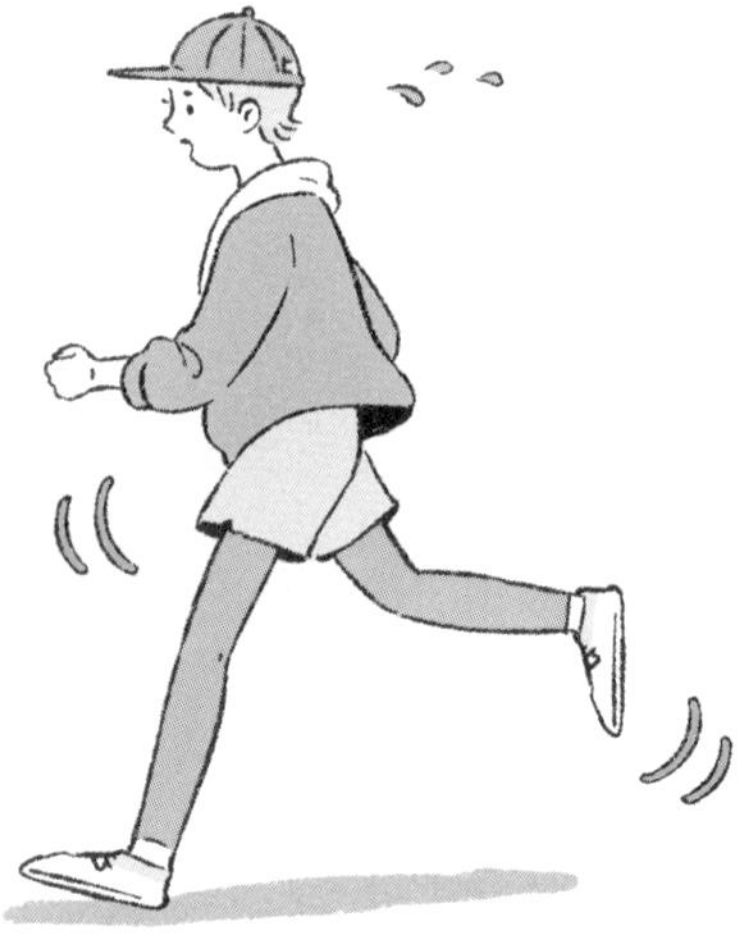

こんなときにオススメ

- 体温が高い19時ごろに
- 休みの日に
- 仕事や家事の合間に

一緒にやると効果UP

- 散歩ならいつもと違うコースで
- 昼間なら太陽の下で行う
- 呼吸を意識しながら行う

良質の睡眠につなげるために運動習慣を

良質の睡眠が十分にとれていないと、気分が重い、体がダルいといった症状が見られます。そんなときにやってほしいのが、「体を疲れさせる」、つまり、運動です。

日中、運動の実施などで積極的に疲れることで体の内部環境を常に一定な状態に保とうとする機能の働きによって眠気が訪れるのが、運動が快眠を促進してくれる1つめの理由です。さらに運動することで体温が上昇し、その後、休息モードに切り替わって体温が下降する落差で眠気が訪れるというメカニズムを利用できます。快眠につなげる運動とするには、体温が最も高い19時前後に行うと効果的です。30分程度で、軽く体を動かす程度でOKです。運動が苦手な人は、まずは自分で「これなら続けられる」と思うものから始めてみてください。帰宅する際にひと駅分歩くといったような、日常の生活の中に無理なく落とし込める内容にするのがおすすめです。

TIPS

08

自分をVIPゲスト として扱う

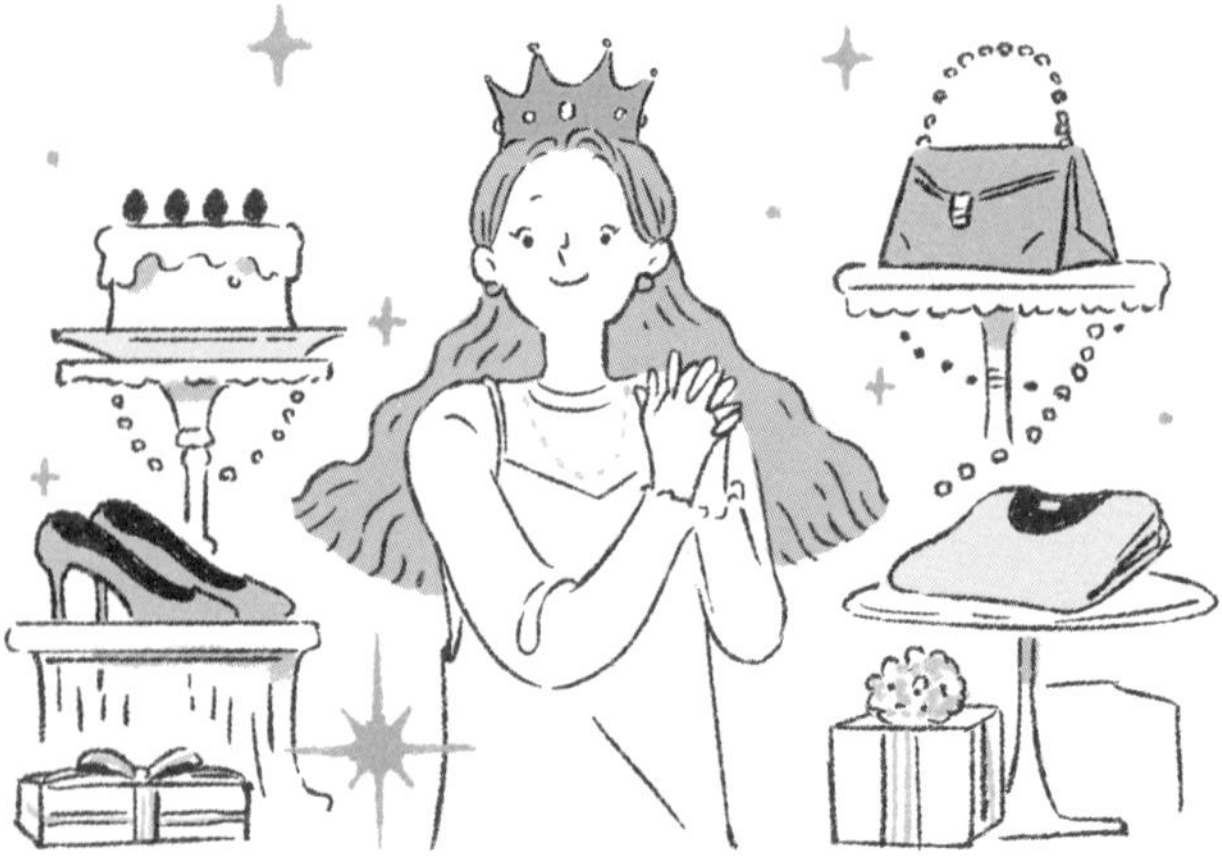

こんなときにオススメ

- 気持ちが沈みがちのとき
- 天気が悪いとき
- 気持ちを整えたいとき

一緒にやると効果UP

- 明るい色の花を飾る
- 楽しい気分になるアロマをたく
- 元気になれる色の服を着る

自分を大切にできれば、自分もキラキラしてくる

大好きな人が、明日、家に遊びにきてくれるということになったら、あなたはどんな行動をとりますか？　きっといつも以上にていねいに家の床を拭いたり、掃除機をかけたり、部屋をきれいに整えたり、美味しいお料理をつくったりするなど大切な人を迎える準備をしますよね。

あなたはこの「大切な大好きな人」自身なのです。自分に対して投げやりに接していては、どんどん自分の自尊心が失われていって、自分への思いやりが欠けてしまいます。そこまでいかなくても、何か美味しいものが手に入ったら、あの人に食べさせてあげようと思ったりするなど、自分のことはつい後回しになりがちですよね。自分にうんと優しくしてあげてください。美味しいものを見つけたら、ＶＩＰの自分に食べさせてあげてください。自分のことを大切に思えるようになれば、気持ちも華やいできて、自然にキラキラしてきます。自分が自分を１番大切にすることで、自分本来のポテンシャルに戻ることができます。

TIPS

09

寝る前に、自分に 肯定的な言葉を浴びせる

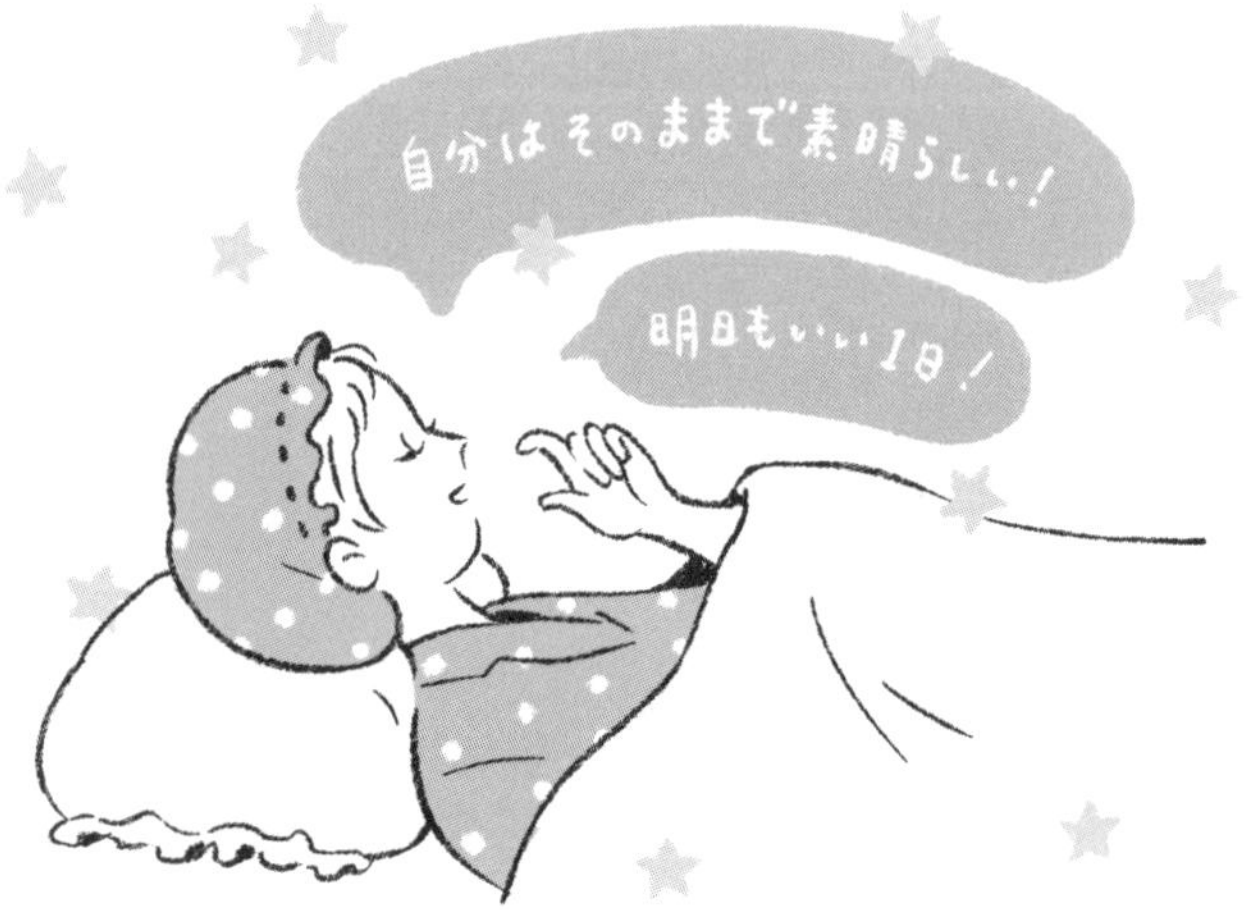
自分はそのままで素晴らしい！
明日もいい1日！

こんなときにオススメ

- うまくいかないことばかりと落ち込むとき
- ネガティブな考えにとらわれてしまうとき

一緒にやると効果UP

- 波の音や風の音などのBGMをかける
- 肌ざわりのよいパジャマを着る

肯定的な言葉で歯車がうまく回り出す

寝る前に自分に対して肯定的な言葉をかけると、幸せ度がアップすることがわかっています。例えば、「自分は運がいい！」「最高の人生を歩んでいる！」「自分はそのままで素晴らしい！」「私は幸せ！」などの言葉です。普段から「あと2日しかない」は「まだ2日もある」など、否定形となる言葉は使わずに、肯定形に言い換えることも大切です。日ごろからこのような言い方に心がけていると、ものの見方そのものが肯定的でプラス思考になっていきます。また、根拠はなくてよいので「自分はいつもラッキー」「自分はいい方向に進んでいる」と言い聞かせ続けてみましょう。例えば、何かよくないことが起こったときでも「私ってやっぱりダメだな」と思うのではなく、「この程度で済んでよかった、私はやっぱりラッキーだ」と考えます。するとどんな出来事も結果「うまくいっている」と感じられるようになり、そうしている間に本当にどんどん物事の歯車がうまく回りだします。根拠はいりません。いるのは肯定的な言葉です。

TIPS

10

場所を変える（タイムアウト）

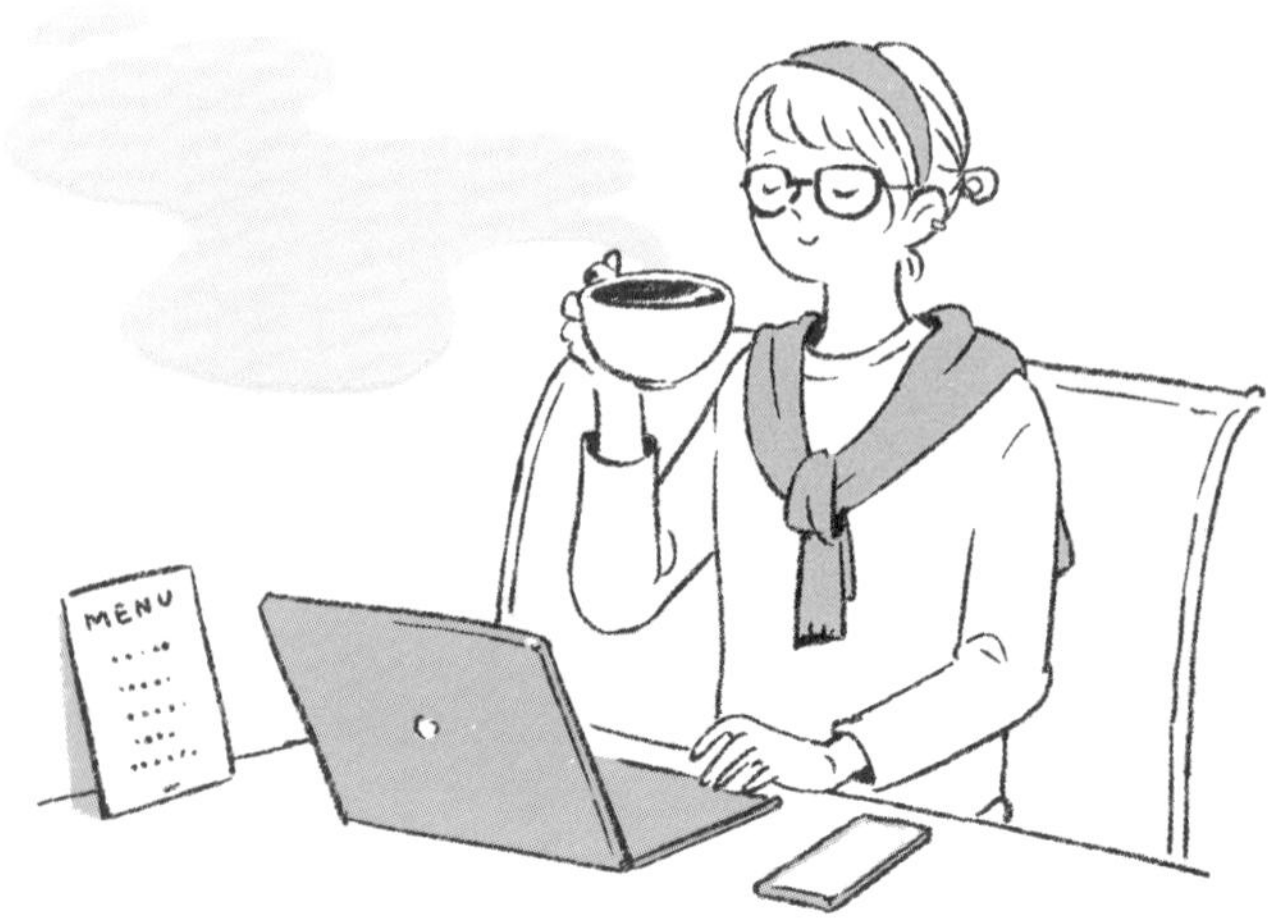

こんなときにオススメ

- 気分転換をしたいとき
- 集中したいとき
- アイデアがほしいとき

一緒にやると効果UP

- 散歩
- コーヒーを飲む
- 窓を開けて空気を入れ替える

ネガティブなことから距離を置き、やる気もアップ

カフェでやる、家では休むなど、場所を変えるなど、今いるところから離れて場所を変えることは「タイムアウト」といって非常に心を落ち着かせる意味で効果があると知られています。苦しい気持ちやつらい気持ちを変えるのではなく、自分がいる場所のほうを変えるという方法です。ただ、苦しいつらいではなくても、環境が変わることで気分が変わり、やる気スイッチが入ったり新しいアイデアがパッと浮かんでスタートダッシュがかかったりすることがあるので、場所を変えるのはとても有効です。

コロナ禍以降、リモートで仕事をする機会も増えたという人が多いでしょう。その場合もあえて外出先で行うなどの環境を変えることで、仕事も効率よく進みます。自宅外で仕事をすることで、「自宅は休養する場所」のイメージがつきやすくなったり、外出中に歩いたり日を浴びたりすることで夜の快眠が促されたりするメリットも得られます。

TIPS

11

自分以外のだれかのために お金を使う

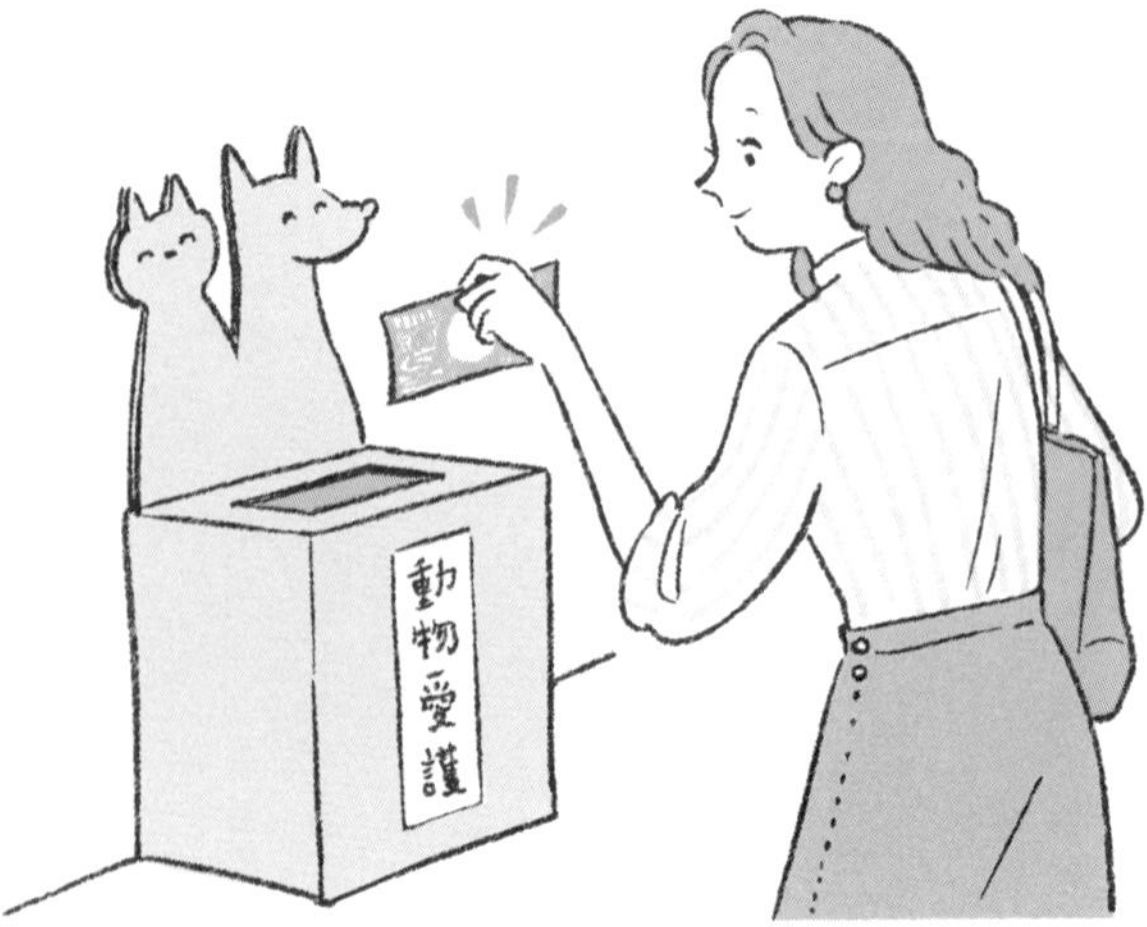

こんなときにオススメ

- 仕事で嫌なことがあった帰り道
- ネガティブな気持ちに覆われているとき

一緒にやると効果UP

- 目の前にイライラしている人がいたらその場を離れる
- ナイトルーティーンをていねいに行う

だれかのためにお金を使うと自分も幸福感に包まれる

アメリカの神経経済学者ハーボー氏は、貧しい人にお金を寄付すると脳の基本的な欲望（美味しいものを食べる、人から褒められる等）が満たされた際に働く部位が活発になることを発見しました。貧しい人にだけでなく、自分以外のだれかのためにお金を使うことは脳にとってよい刺激となり、自分の幸福感も高まります。例えば会社で嫌なことがあったときには、帰りがけに募金などのよい行いをしてみましょう。その幸福感で脳を満たすことができれば、その後のナイトルーティーンも満足した気持ちで行えて、ネガティブな気持ちから離れることができます。「今日の募金で苦しんでいる人たちの力になれたかな？」など、想像を巡らせるとさらによいでしょう。だれかのためにお金を使うのは、募金だけではありません。小さなものでもよいので、友だちや家族などにプレゼントを用意するのもその方法の1つです。「これをプレゼントしたらあの人はこんな笑顔をみせてくれるかな？」と想像するだけで自分まで幸せな気持ちになってきます。

TIPS

12

「できていること」を書き出して可視化する

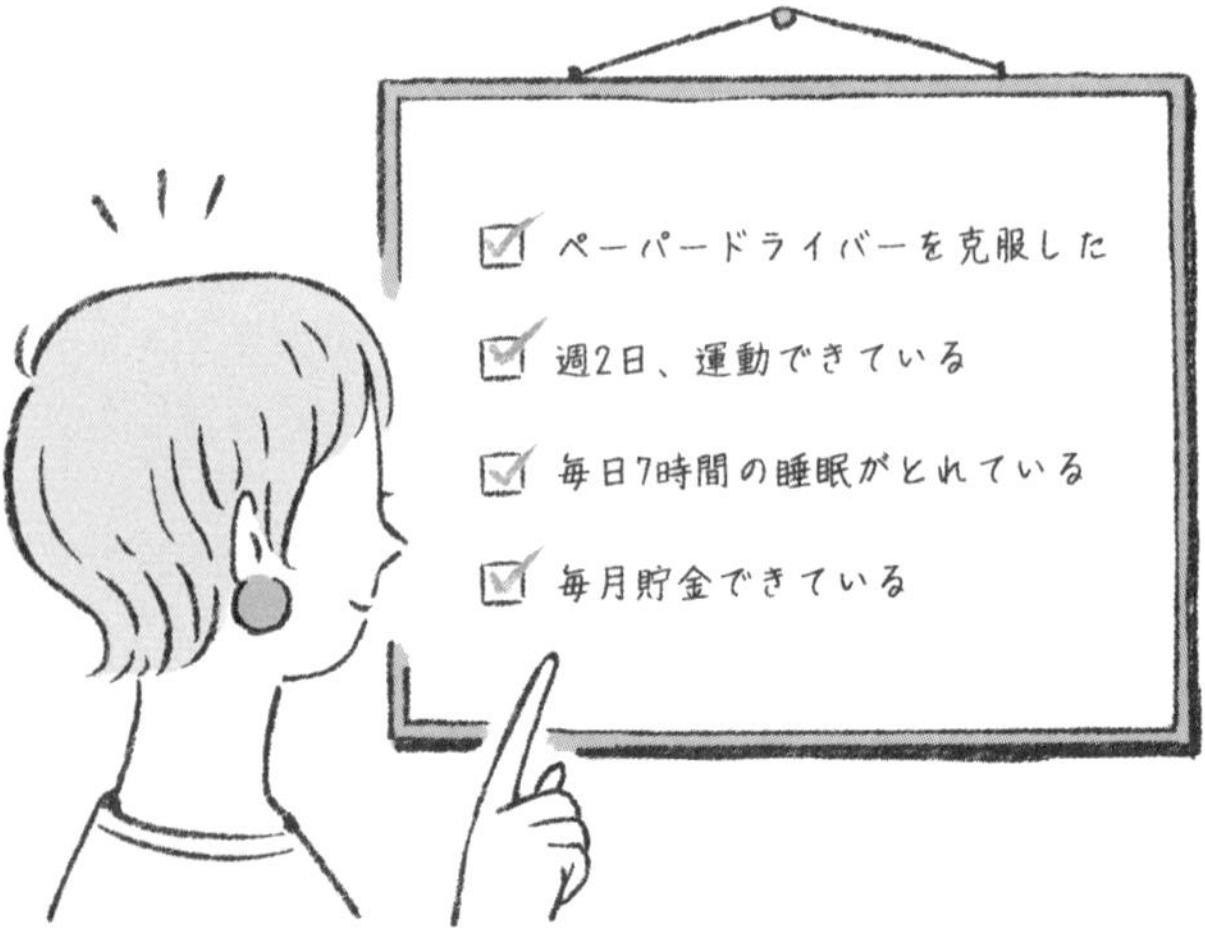
ペーパードライバーを克服した
週2日、運動できている
毎日7時間の睡眠がとれている
毎月貯金できている

こんなときにオススメ

- できていないことが多くて焦っているとき
- 自信がないとき

一緒にやると効果UP

- できないことは他人に任せる
- 期限を決める
- できたら何がハッピーか考える

できていることにフォーカスする

必ず「できていること」もあるはずなので、まずはそこにフォーカスをしてみましょう。できて当たり前すぎて忘れてしまっているようなことも、きちんと「できていることリスト」に組み込んでください。できていないことを探す「減点方式」ではなく、できていることを探す「加点方式」を採用するのです。できないことのなかでも苦手な作業はさっさと他人に任せてしまいましょう。すべて自分でやろうとするとすべてが中途半端になった挙句に体も心も疲弊してしまいます。

いつか「できるようになりたい」と思って現段階で「できないこと」があるのであれば、具体的に「いつまで」にできるようになり、それができるようになることで「どんなことをするのか」を明確にすること、そしてそれが実現することで自分の人生のどこがハッピーになるのかを知ることが大切です。私の場合、20年のペーパードライバーの克服でした。そこからは子供たちの習い事の送迎ができるようになり、時間が圧倒的に有効に使えて体も心も楽になりました。

TIPS

13

「理想」を「目標」にしない

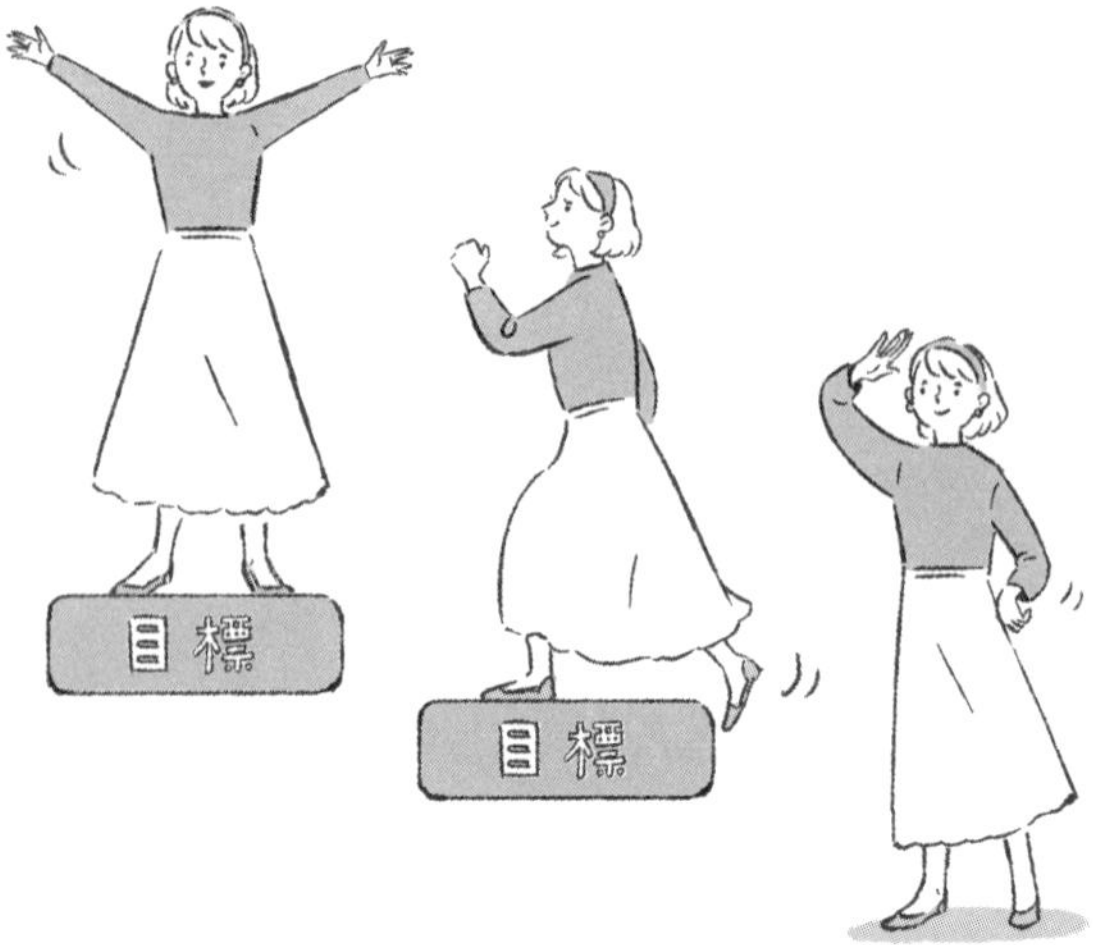

こんなときにオススメ

- できていないことが多くて焦っているとき
- やる気が出ないとき
- 現状に満足できないとき

一緒にやると効果UP

- 理想や目標を書き出す
- 完璧主義は捨てて完了主義に
- できることを探す

小さな目標を1つ1つクリアする

初めから最終目標である「理想」をゴールとしてしまうと、一歩目を踏み出すのに大きな勇気が必要となってしまいます。今の現実の自分よりも「ちょっと上」を目標にしてみましょう。そこがクリアできたら、またそのときの自分よりも「ちょっと上」を目標にします。このようにして、少しずつ「完了」させていくスモールステップで理想に近づいていくことが望ましいです。完璧主義ではなく、完了主義が目標への道へ導いてくれます。小さな目標を1つ1つクリアしていくことで、達成感が得られ、やる気やモチベーションも維持できます。

また、よいことを「プラスする」前に、まずは、「マイナスになっていることを減らす」ことをするという方法も有効です。そこができたら、「これならできそう！」と思うものをどんどんプラスしていきましょう。例えば、良質な睡眠をとることが理想とすると、夜更かしをしない、就寝前に食べない、寝だめをしないなど、マイナスになっていることを1つずつ消去していくという考え方です。

TIPS

14

4-6呼吸法で息とともに負の感情を吐き出す

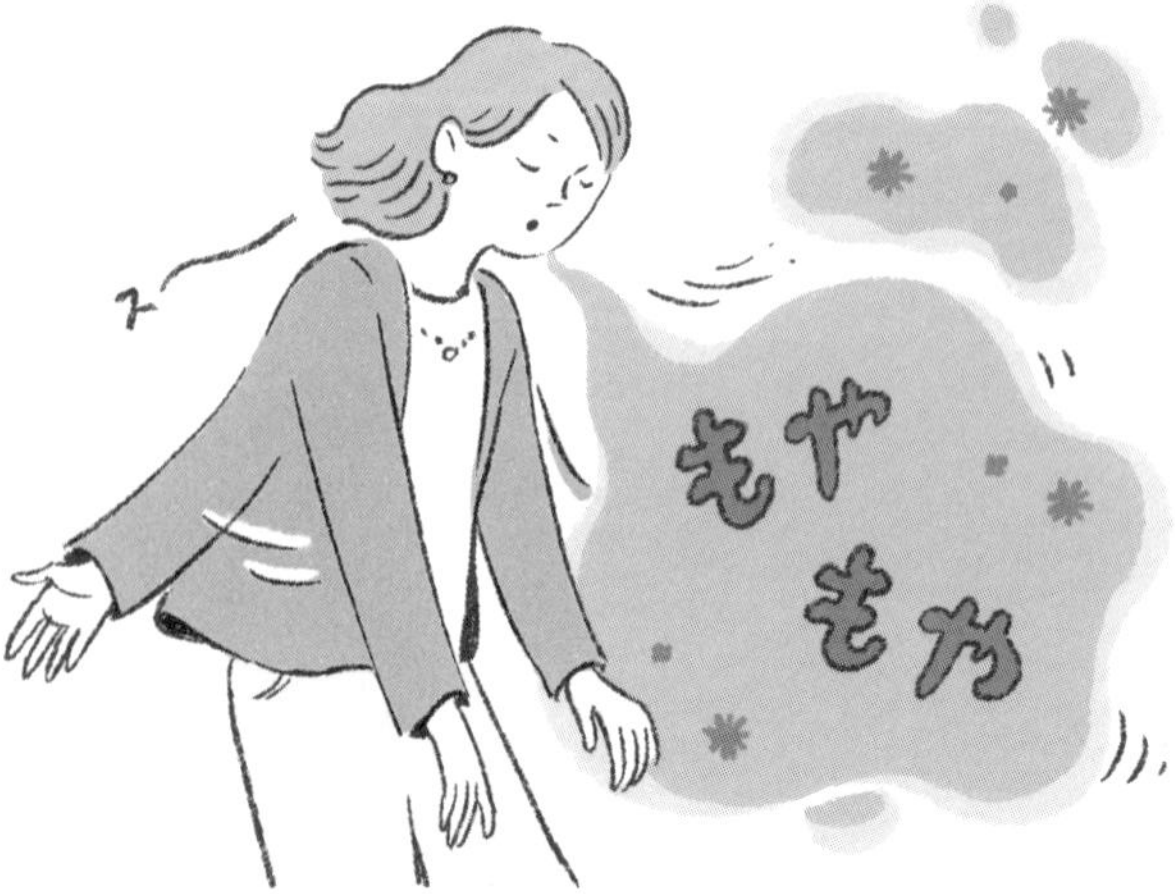

こんなときにオススメ

- 他人の言葉に傷ついてしまったとき
- 夜、なかなか寝つけないとき
- 気持ちを落ち着けたいとき

一緒にやると効果UP

- ボディマッサージ
- ストレッチ
- 静かなBGMをかける

深い呼吸を身につけて、心が軽くなるおまじないに

深い呼吸は心身をリラックスさせ、副交感神経を優位にして、不安な気持ちを落ち着かせることができます。「4－6呼吸法」とは、腹式呼吸で鼻から4秒かけて吸い、6秒かけて吐き切るという呼吸法です。イスに座っていてもいいですし、ベッドで仰向けになった状態でも大丈夫です。回数は自分が心地よいと思うくらいでよく、できるだけ体の力を抜いた状態でやってみてください。息を吐くときに、自分の中の嫌なもの、負の感情などを一緒に体外に出してしまうイメージで行ってみましょう。息を吐き出すたびに、少しずつ心が軽くなっていくはずです。「これをすると心が軽くなる」というおまじないとして持っておき、必要なときにいつでも行ってみてください。あなたの支えになってくれるはずです。

また、ため息も同様です。よく、「ため息をつくと幸せが逃げる」と言われますが、そうではなく、「心の掃除」です。安心して、大げさにため息をついて心のデトックスを行ってください。

TIPS

15

ハンドマジックで心に平和を取り戻す

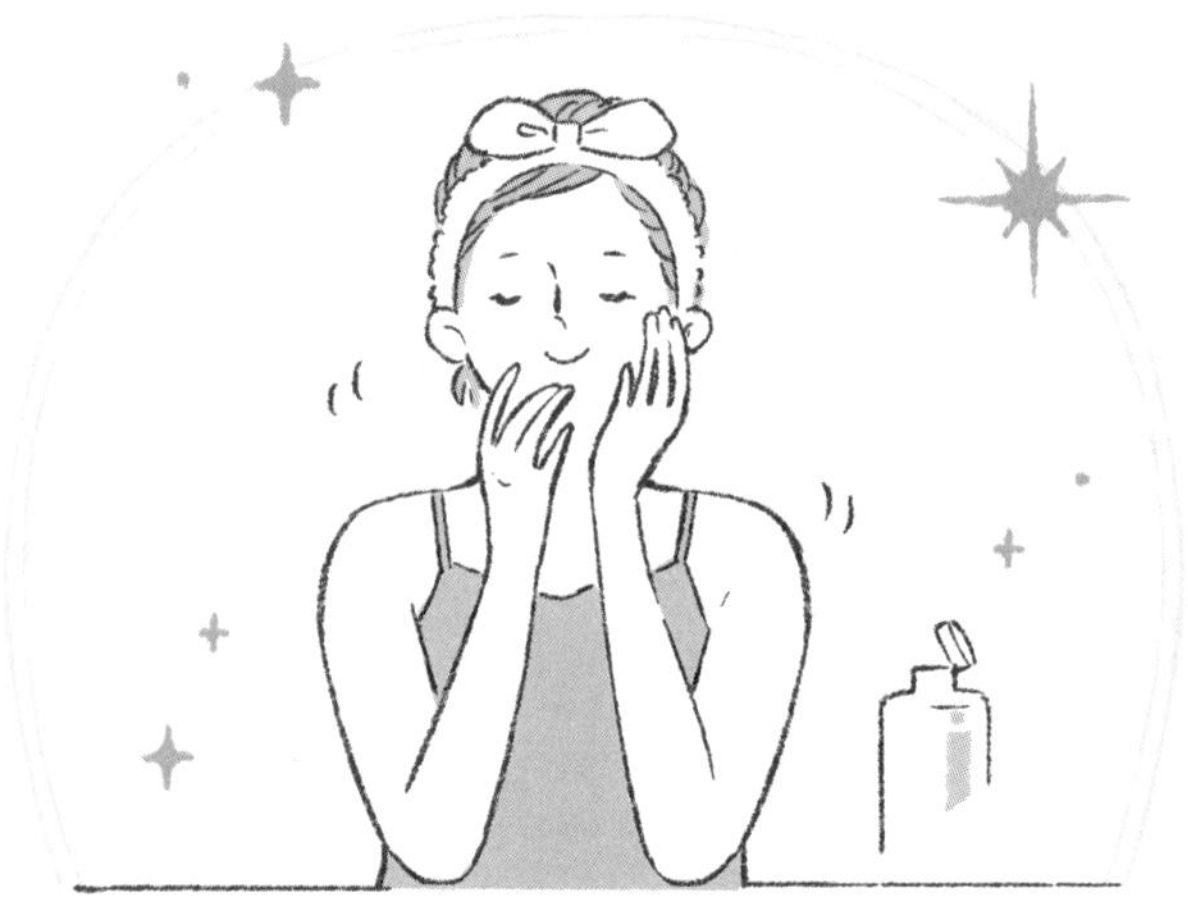

こんなときにオススメ

- 傷ついてしまいそうな状況のとき
- 仕事で嫌なことがあった日の夜

一緒にやると効果UP

- スキンケア
- マッサージ
- 好きなアロマを焚く

手が持つ癒し効果をスキンケア、ボディケアに

ハンドマジックとは、手のひらや指先がもたらす魔法、つまり「手当て」です。自分の手のひらで体をやさしくなでる、指先で頭や首、おなか周り、膝などをやさしくトントントンとタッチすると、心の苦しみや不安が落ち着いてきます。軽く目を閉じ、自分の手のぬくもりを感じながら行ってみましょう。

就寝前のナイトルーティーンの中に組み込むとすれば、化粧を落とすとき、化粧水をつけるときが最適です。クレンジングや化粧水をつけるのにふだんはコットンを使っている人でも、ハンドマジック効果を得たいときには、あえてやさしく手のひらや指を使っててていねいに行ってみてください。化粧を落とすときには、心のつきものも一緒に落とすイメージで洗い流しましょう。

さらには、マッサージオイルなどを使って、入浴後のボディマッサージをするのもおすすめです。手のひらや指先と、それらが触れた体の皮膚のそれぞれが癒しを与え合い、効果倍増です。

TIPS

16

「やらないことリスト」をつくる

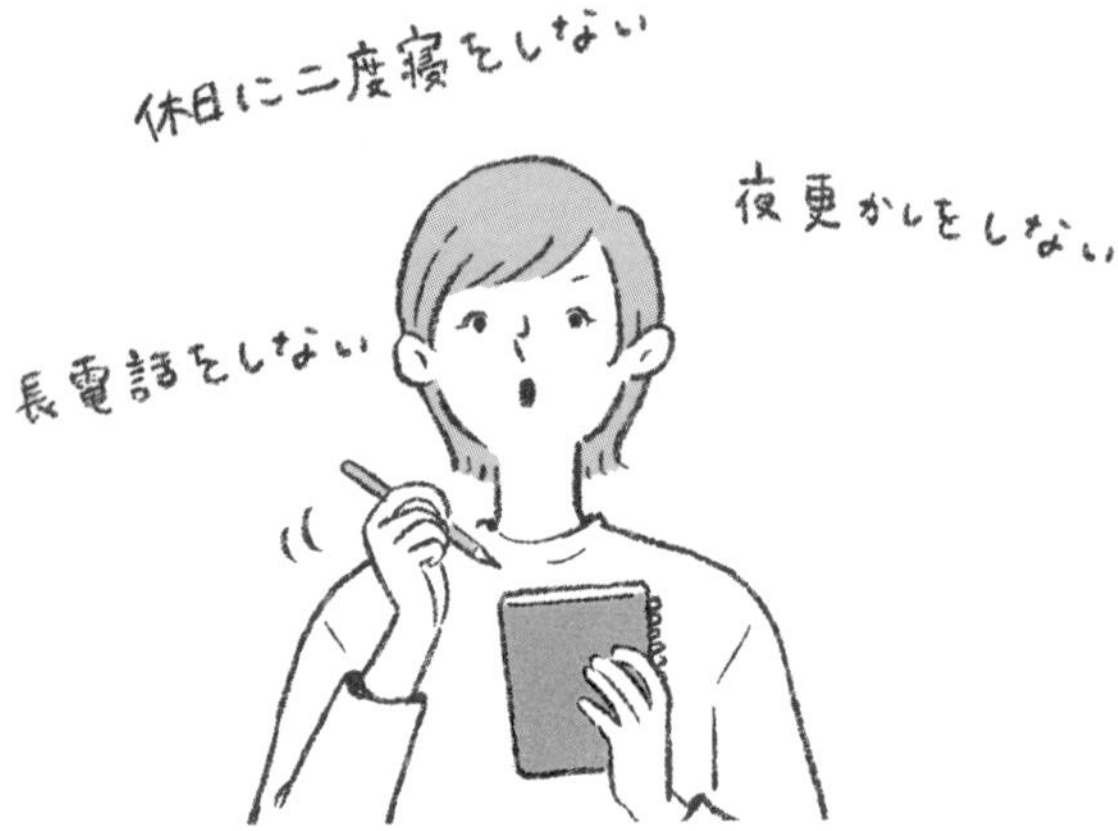
休日に二度寝をしない
夜更かしをしない
長電話をしない

こんなときにオススメ

- 忙しくて疲れたと感じるとき
- やらなければいけないことが多すぎるとき

一緒にやると効果UP

- 場所を変える（タイムアウト）
- 期限を決める
- やりたいことを考える

1日の中のムダな習慣、有益な習慣を把握する

時間のように限られた資源は有効に使うべきです。「忙しくて時間がない」と感じる人ほど、1日の終わりに何にどのくらいの時間を使ったかを把握するための行動表をつくることをおすすめします。内容は詳細に書く必要はなく、大まかで構いません。自分が何にどれだけの時間を費やしているのかを客観的に見ることがムダな時間を排除し有益な時間を増やすための最初の手段としてとても有効なのです。「テレビやインターネットを見ている時間が多すぎた」「だらだら長電話をし過ぎていた」など、時間を見直すことで自分が「なんとなく」やっていたムダな習慣に気がつけるようになります。人が変わるためにはまず「習慣」を変える必要があるので、やるべきこと・やりたいこと・やらないことを1度取捨選択してみましょう。手放す習慣をまとめた「やらないことリスト」をつくって1日の中で見返すのはとてもおすすめです。やらないことが決まれば、その分、やるべきこと、やりたいことに時間を費やすことができます。

TIPS

17

憧れの人の生活を真似してみる

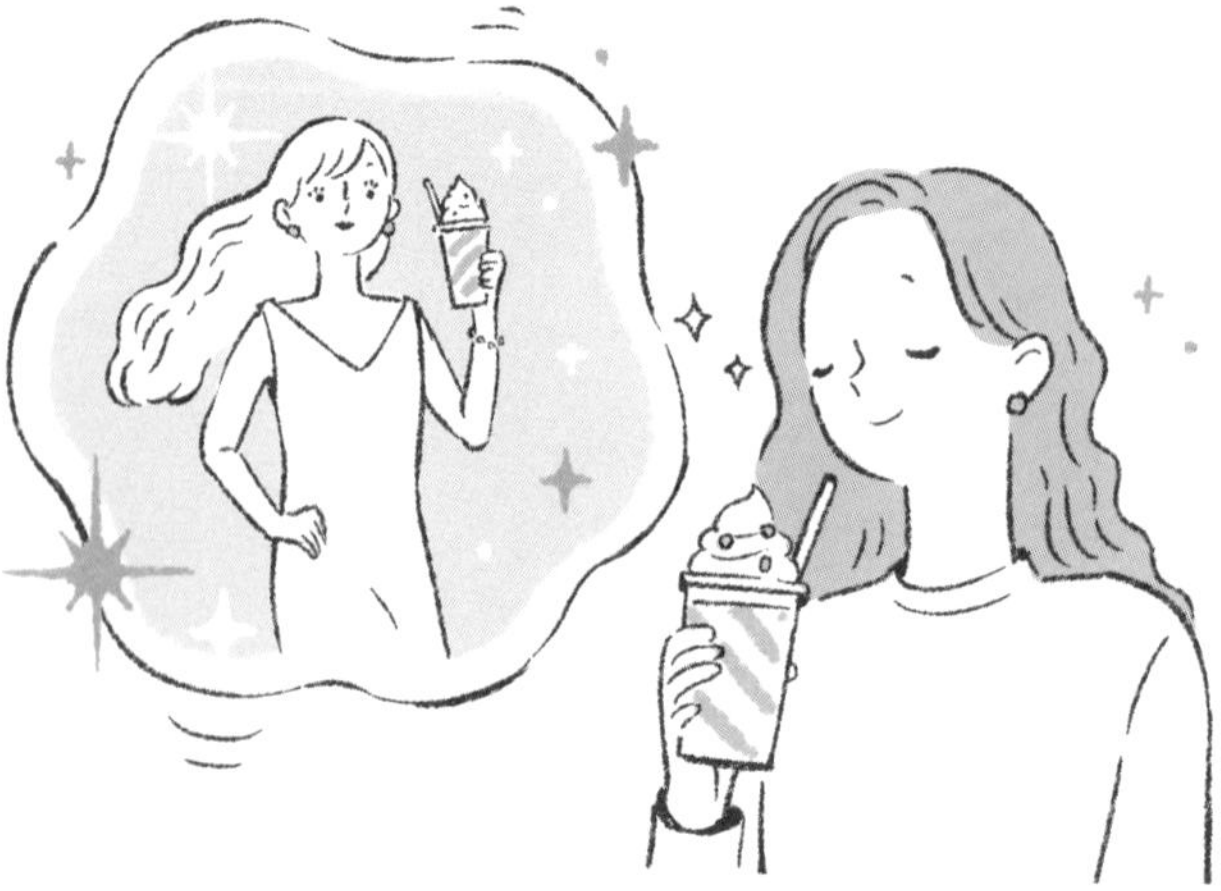

こんなときにオススメ

- 何をしても
つまらなく感じるとき
- 自己肯定感が持てないとき

一緒にやると効果UP

- 睡眠時間をたっぷりとる
- 丁寧なセルフケア
- 小さな目標を持つ

次第にあなたらしい道が見えてくる

SNSや動画はときに自分を傷つけることがありますが、使いようによっては自分のやる気アップにつながることもあります。自分と同じ境遇の人の場合は、自分と比較してしまい、「あの人は充実しているのに、自分はそうではない」と思うこともありますが、それを超えて憧れの存在の場合、素直に共感する気持ちを持てることもあります。

憧れの生活スタイルを持っているような人のすべてを真似することはできなくても、その一部だけを取り入れるだけで、ワクワクする気持ち、キラキラした思いなどを得られることでしょう。そうしているうちに、自分の生活スタイルにも、ワクワク、キラキラを取り入れる術が次第にわかってきます。さらに続けていければ、それはもうあなただけの生活スタイルです。周囲にいる人も、ひそかに憧れているかもしれませんよ。最初は真似からで十分。そこからきっと自分の道が見えてきます。

TIPS

18

「今の自分は花丸満点!!」を寝る前の合言葉にする

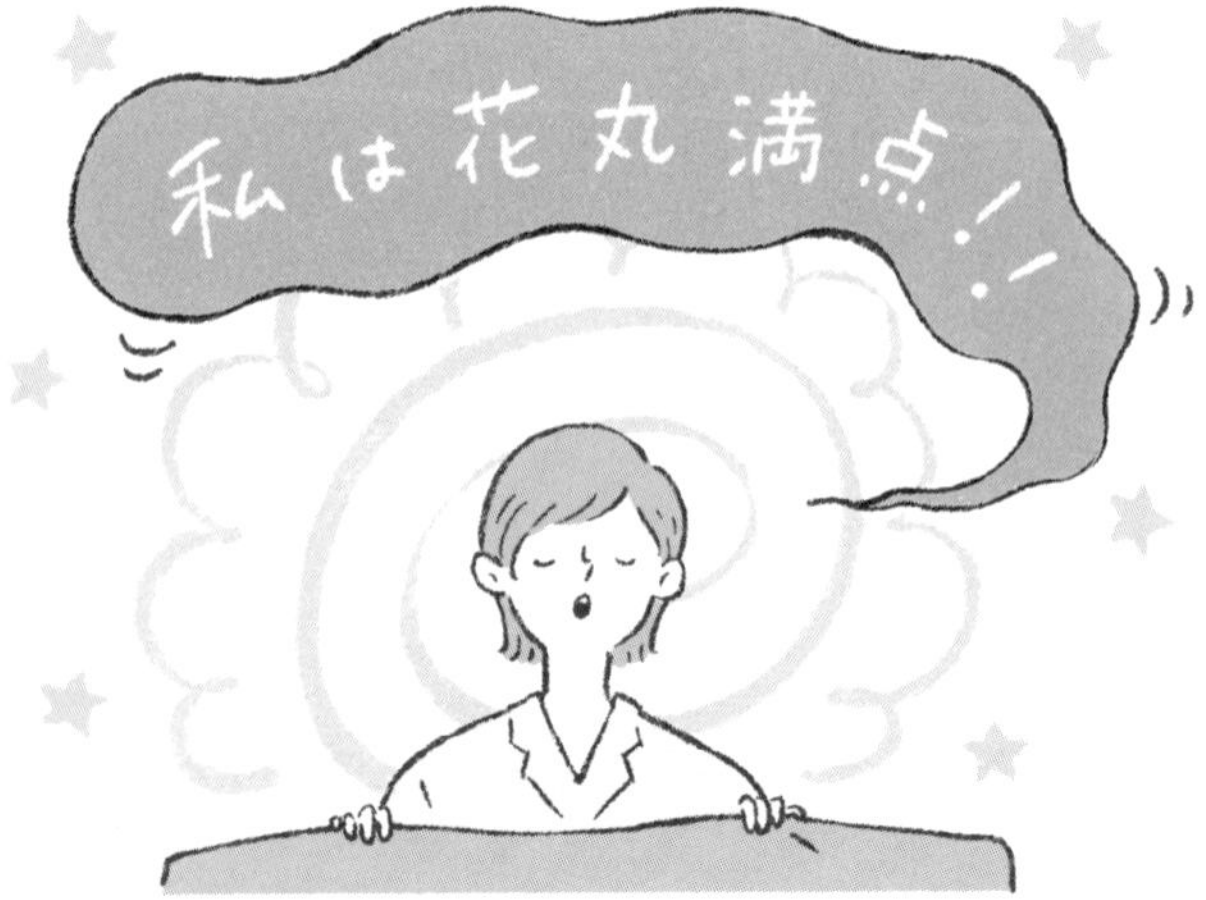

こんなときにオススメ

- 将来に不安を感じるとき
- 自分に自信がないとき
- 気持ちが沈みがちのとき

一緒にやると効果UP

- 自分のためにお金を使う
- 好きなアロマを焚く
- 肌触りのよいパジャマを着る

「花丸満点!!」は口に出して言ってみる

まずは自分で自分を最大限褒め称えてあげることが大切です。自分はまだ褒めるに値するほどできていないと思っていませんか。自分を褒めてあげられる基準は「完璧」にできたところではありません。「完璧」であることが「成功」ではありません。完璧も成功も幻想なのです。完璧にできていないから、自分はダメだなんてことはまったくありません。「〜ねばならない」という思考は自分を苦しめる呪いの思考です。6割できていたら万々歳。「ここまでよく頑張りました。よくできました」の花丸を自分にあげてください。のちに残り4割ができれば、またそのときも花丸です。

寝る前にその日頑張ったことを思い出してみてください。「この仕事はここまで頑張った」「疲れていたけどちゃんと夕食を作った」など、必ずあるものです。1日の終わりには、そうしたことを自分で最大限に褒めて、「今日の自分は花丸満点!!」と、口に出して言ってみましょう。

TIPS

19

家族や親しい友人が頑張っていることを褒める

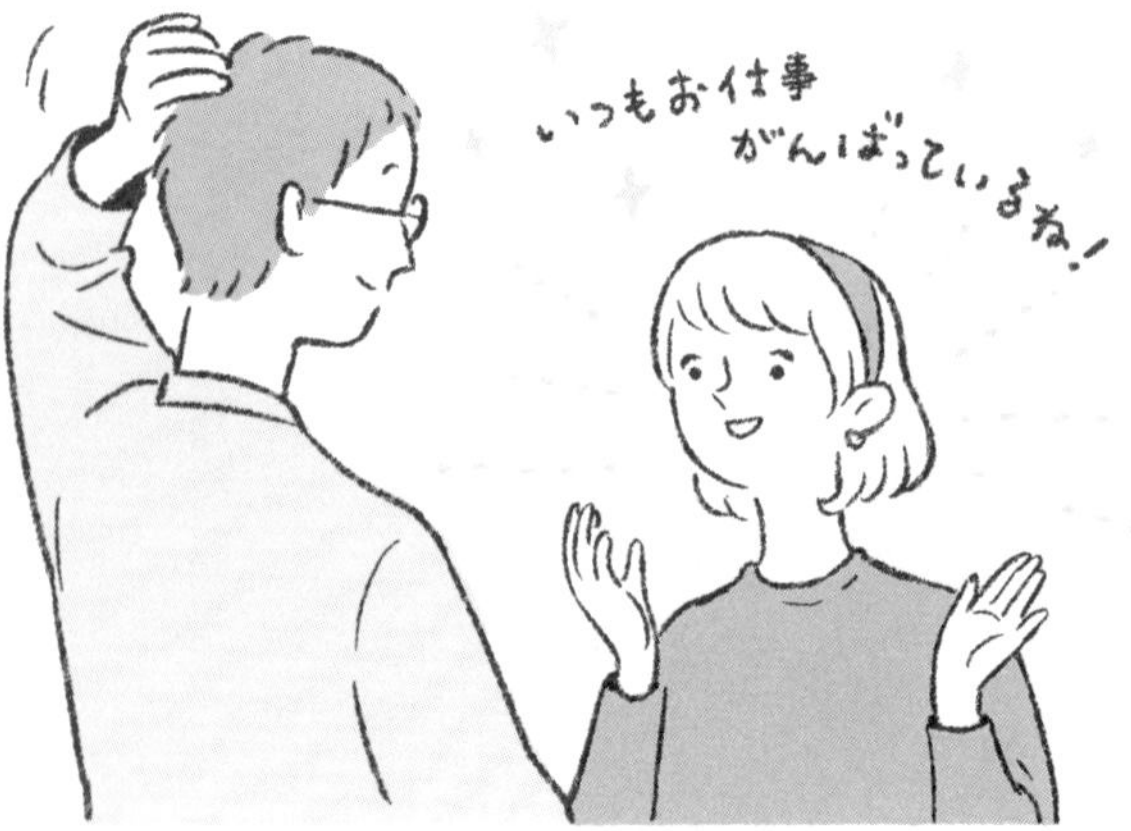

こんなときにオススメ

- だれかに褒めてもらいたいとき
- 自分だけが取り残された感じがするとき

一緒にやると効果UP

- 感謝の気持ちを伝える
- 自分に肯定的な言葉をかける
- 笑顔で伝える

頑張りポイント探しの達人になろう

「自分のことはなかなか褒められないなぁ」という人は、まず、家族や親しい友だちが頑張っているところを探して、それを褒めてみましょう。相手をよく観察するということは、自分にも投影されるものです。相手の頑張りポイントを探しながら、実は自分もこれを頑張っているなと気づいたりすることもあります。それですぐに自分のことを褒められなくても構いません。家族や友だちの頑張りポイントを見つけたら、先にそれを伝えてみましょう。言葉にしても文字にしてもよいと思います。

自分を褒めてもらうことが目的だったわけではなくても、褒められた相手は、褒められてうれしいという気持ちとともに、あなたの頑張っている姿も思い出して、それを表現してくれるかもしれません。そうして、周囲の人の頑張りポイント探しが習慣となっていくうちに、自然に自分の頑張りポイント探しもうまくなって、それを認めることもできるようになってくるでしょう。

TIPS

20

全力で逃げていい

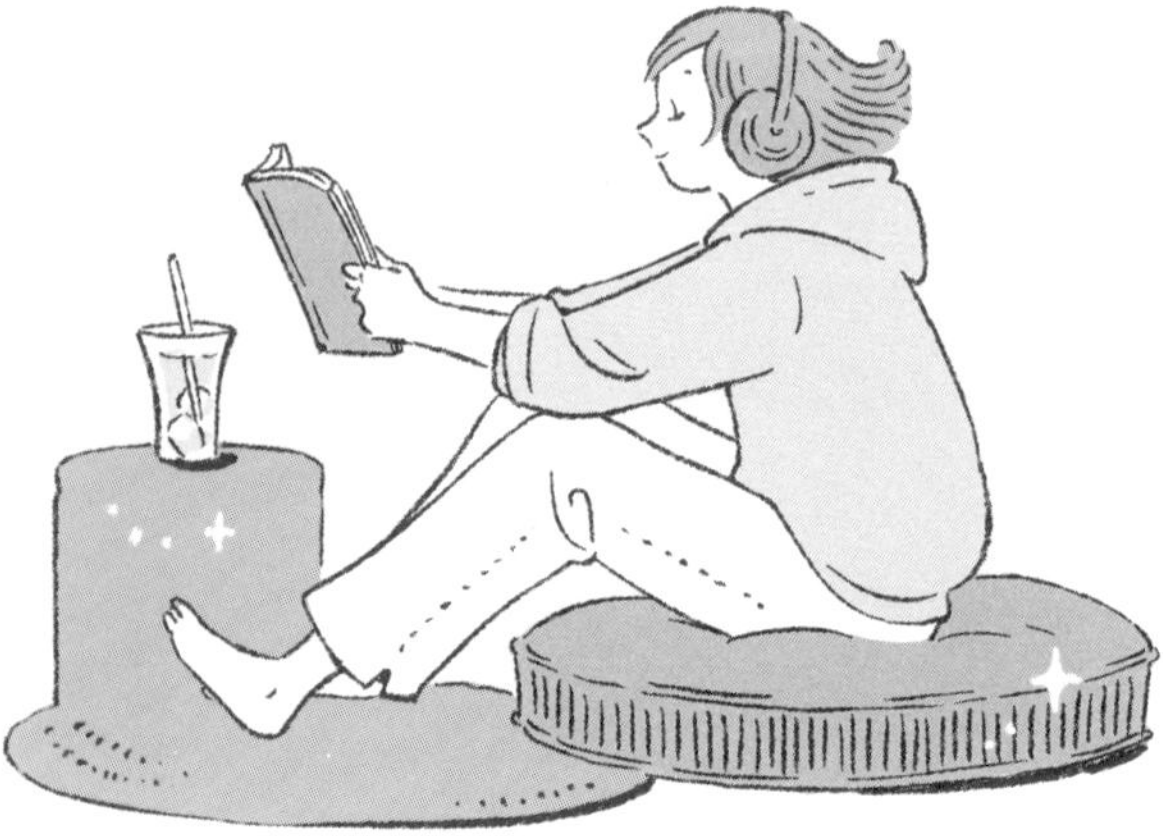

こんなときにオススメ

- 人から離れたくなったとき
- 精神的に
いっぱいいっぱいのとき
- ひとりの時間を持ちたいとき

一緒にやると効果UP

- 読書
- 散歩
- 適度な疲れを伴うことを行う

読書でストレスと心理的な距離をとる

仲のよい友だちや、ときには家族とでも、一緒にいて急にひとりになりたくなることはあります。そのときは自分を守ることを優先してください。外でなら「体調がよくない」などと理由をつけて早めに帰宅しましょう。家族が家にいれば、早めに休みたいとベッドに入ってしまいましょう。こんなときは、ひとりで読書をする時間をもつのがおすすめです。イギリスのサセックス大学で、「読書する」「音楽を聴く」「1杯のコーヒーを飲む」「散歩する」「ゲームをする」などの方法でストレス解消効果（心拍数の減少や筋肉弛緩の程度から測定）を調査したところ、音楽鑑賞やコーヒーブレイクなどよりも、「6分間の読書」のほうが、ストレス解消効果が高かったと報告されました。本に没頭することで、自然とストレスから心理的な距離がとれると考えられます。すき間時間でも、就寝前の時間でも、6分間を見つけて本の世界に没頭するとよいでしょう。就寝前ならハッピーエンド、長すぎない、読んだことのある本、退屈な本、文字が少ない本などがおすすめです。

TIPS

21

「べき思考」をやめる

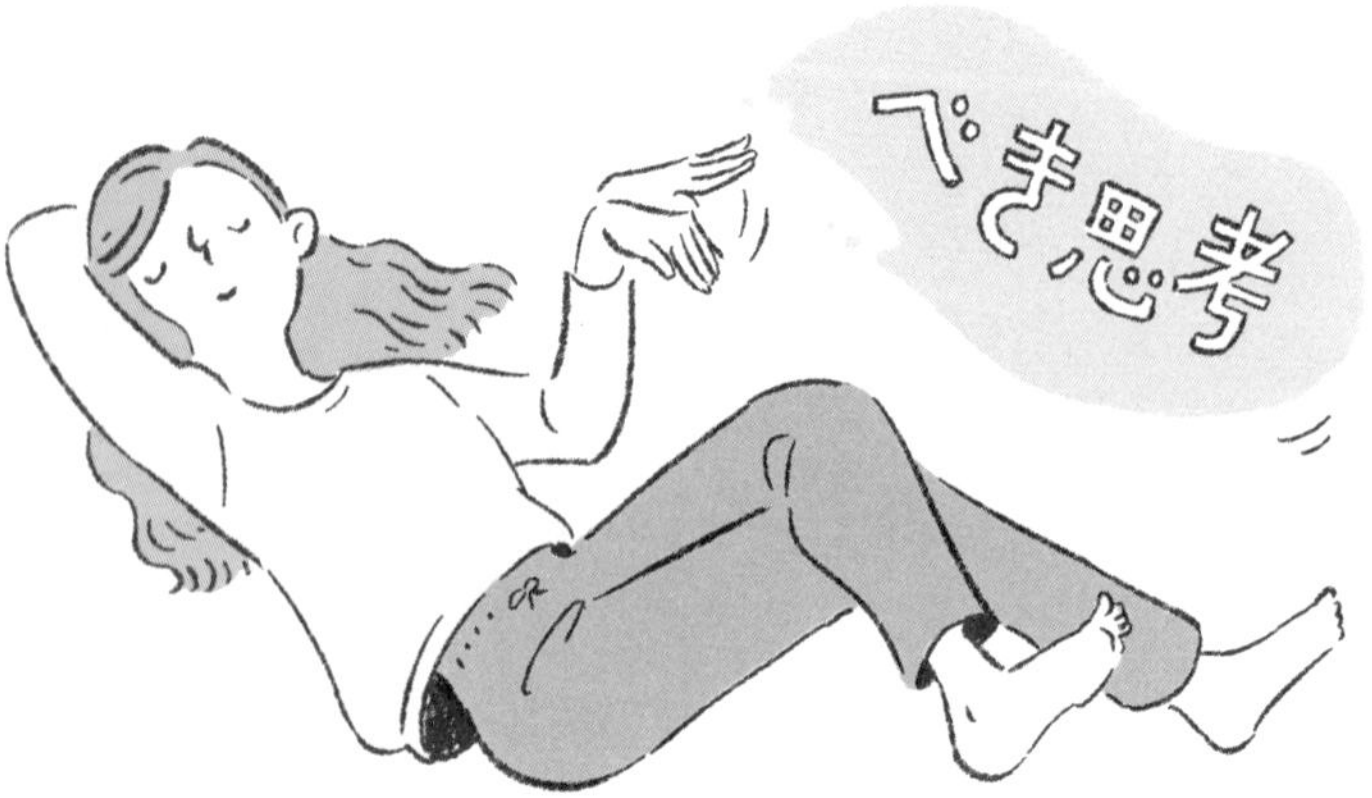

こんなときにオススメ

- 人にきつく当たってしまうとき
- イライラが抑えられないとき
- 他人に期待してしまうとき

一緒にやると効果UP

- 自分の考えを書き出す
- 価値観の異なる人と話をする

できてもできなくても負荷がかかる思考から脱却を

ふだんの生活の中で「～すべき」、「～しなければならない」と考えていることは意外にたくさんあります。例えば、家族や職場の人と接するときに無意識のうちにに「やさしく、穏やかに接しなければいけない」と思っていませんか？ こういった「べき思考」が知らず知らずのうちに自分を苦しめています。「～すべき」と思っていることができないと、それができなかった自分を責めてしまいます。できた場合でもそこに至るまでの過程では、できるようにするためのプレッシャーがかかっています。心身に余計な負担がかかっているということです。

何か考えるとき、どうしても完璧な答えを求めがちですが、白黒はっきりしなくていい、0か100かじゃなくていい、曖昧でいい、適当でいい、正解はなくていいと考えるくせをつけてみましょう。自分が思う自分の正義を自分が大事にすればいいですし、それを人に強要する権利は誰にもないのです。

TIPS

22

計画的に「サボる」

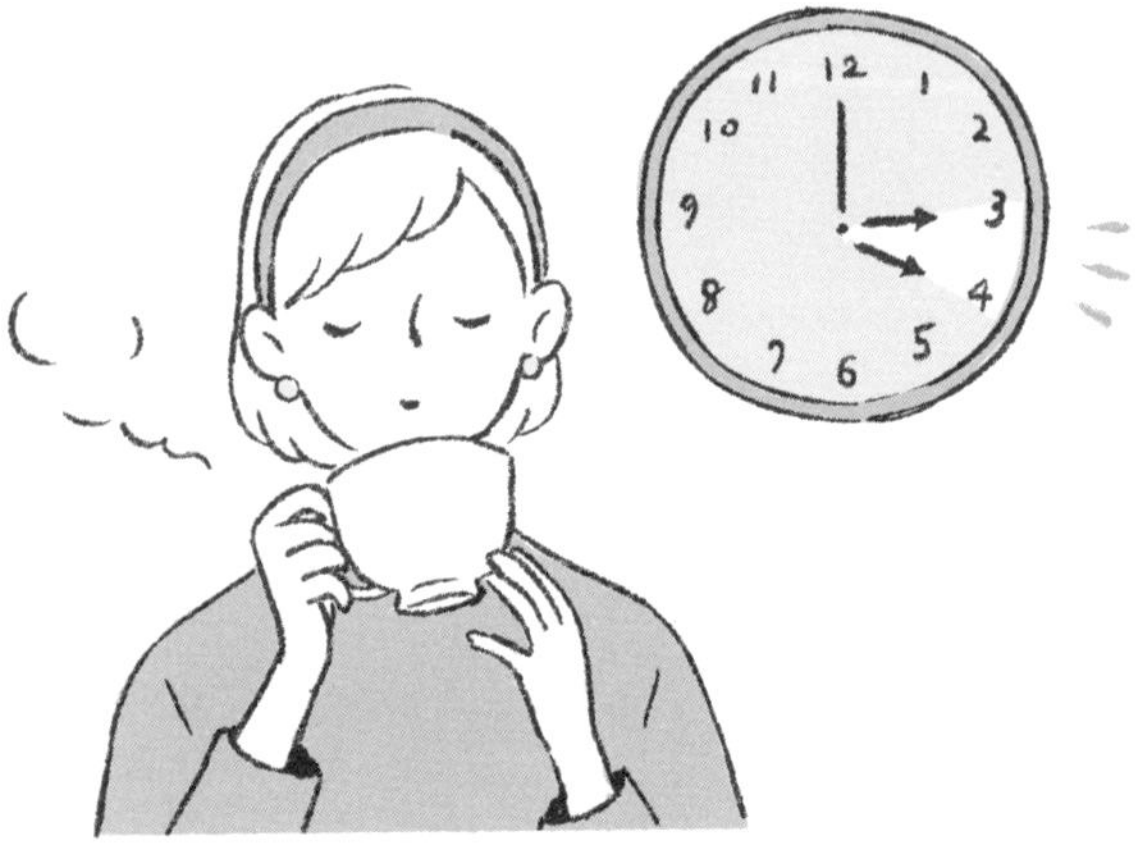

こんなときにオススメ

- ダラダラしていることに嫌悪感があるとき
- 心身の疲労がたまっているとき

一緒にやると効果UP

- できないことは他人に任せる
- これならできると思うことを探す
- 自分のやりたいことを考える

ダラダラ過ごしている時間は、実は必要なインターバル

ダラダラと過ごしているときやきっちりと立てた予定がなかなか進まないときなどに自己嫌悪を感じてしまう人はとくに、この「サボる」という言葉に悪い印象を抱く人が多いかもしれません。ここで言う「サボる」とは、「上手に息抜きをする」ということです。物事をきちんと進めないといけないと考えてしまう人にこそ、前向きに、そして計画的に「サボる」時間をキープすることが必要です。

1日のスケジュール帳に、あらかじめサボる時間帯に斜線を入れておくとわかりやすいでしょう。そうすると逆に斜線のない時間帯で何をするかという思考が自然と湧いてきて、1日の過ごし方にメリハリがつくようになります。人は延々とひたすらに走り続けることはできません。間にインターバルを挟むことで、再びハイクオリティで走り続けることができるのです。無計画な状態では「ダラダラ過ごしている」状況に思えても、ハイクオリティのために必要なインターバルを置いている時間と意識を変えるだけで、自己肯定感も格段にアップします。

TIPS

23

自分と他人との心の境界線をしっかりともつ

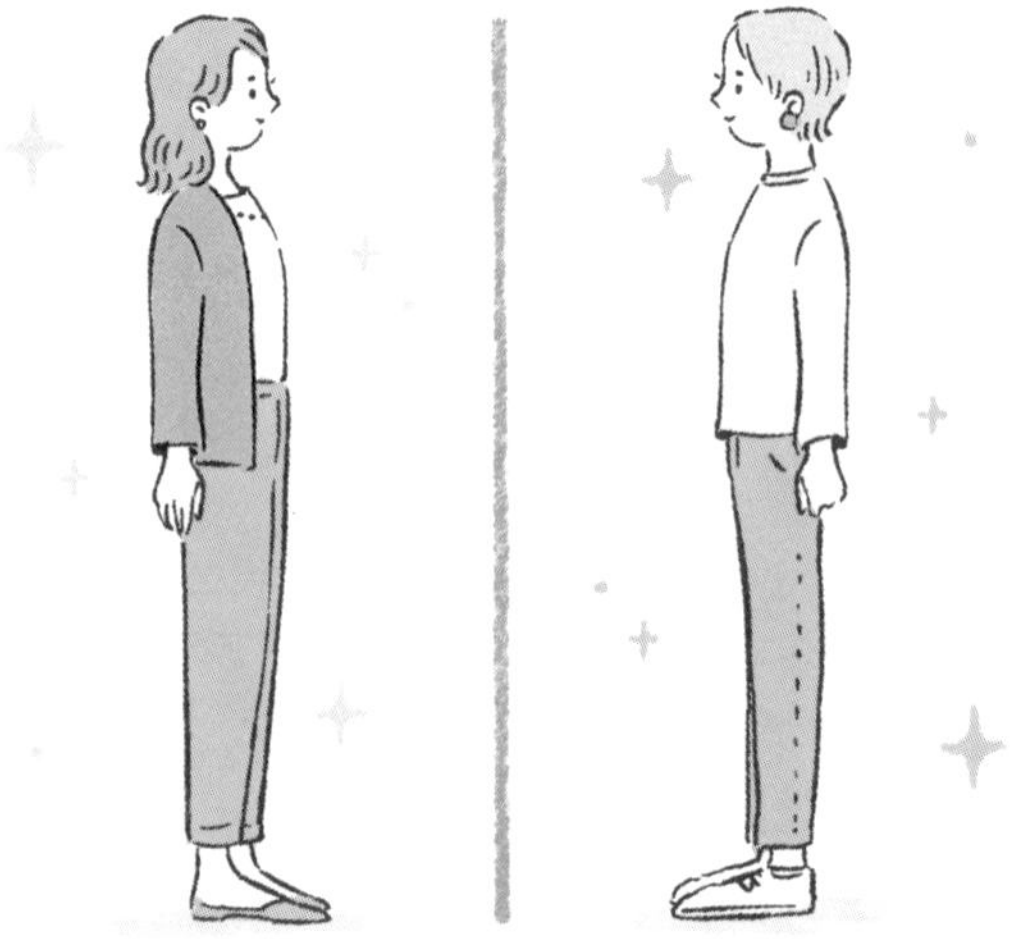

こんなときにオススメ

- 人付き合いが疲れたとき
- 他人に求められていることができていないとき

一緒にやると効果UP

- 1人の時間を計画的に作る
- 目の前にイライラしている人がいたらその場を離れる

自他の境界線がストレスを確実に減らす

自分と他者は、まったく別のものです。自分と他者との境界線がゆらいでいるとメンタルも不安定になり、人間関係のトラブルも起こりやすくなってしまいます。自分と他人の境界線は目に見えないので踏み越えていないか、踏み越えられていないかの判断は難しいのですが、基本は「あなた」は「私」ではないし、「私」は「あなた」でもないので、「同じ」を求めること自体ナンセンスであることを認識しておくことが大切です。

「親友なのだから言わなくても気づくべき」「パートナーなのだからやって当たり前」「あなたのためを思ってやった」などは、すべて自他との境界が揺らいでいることからくる発言です。このようなことを言われたら、心の中で一定の距離をとるようにしましょう。どんなに近しい人、家族でも、「自分」ではなく「他人」であることには変わりません。私と人は違う、やり方や考え方は違って当然なのです。その前提で人と接するようにすれば、ストレスは確実に減ります。

TIPS

24

「ま、いっか」を合言葉にする

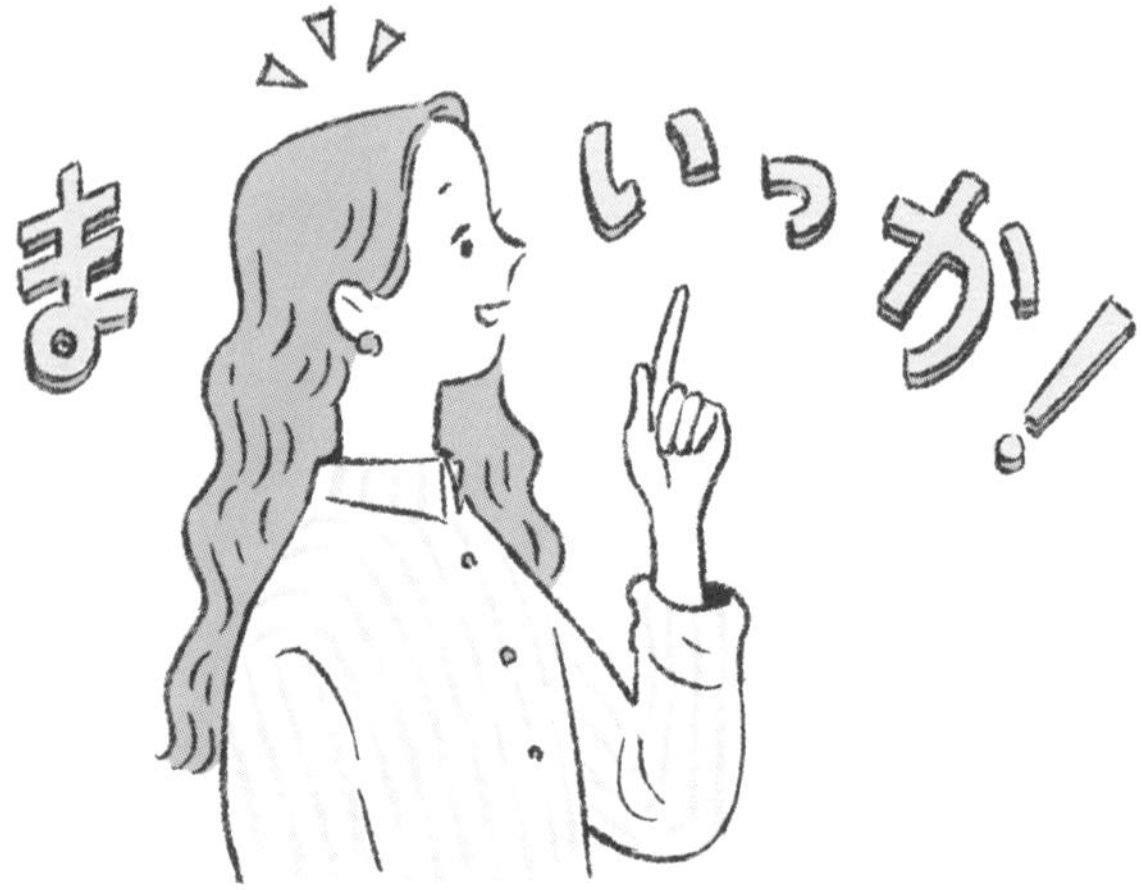

こんなときにオススメ

- 忙しすぎて切羽詰まったとき
- 悩みや心配事に深くはまったとき

一緒にやると効果UP

- 場所を変える(タイムアウト)
- できないことは他人に任せる
- 計画的に「サボる」

心を軽くする魔法の言葉を使う習慣を

心が疲れていて、どこかへ逃げたくなってしまうということは、キャパオーバーの証です。心のキャパシティを超えて息ができなくなってしまって、まるで水中で溺れているような状況なのです。心にたまった不満を大声で叫んだあとは、心を軽くする魔法の言葉「ま、いっか」で締めくくってみてください。「もういいや」も似たような言葉ですが、否定的な感情が入り込むので、現状これで大丈夫という「ま、いっか」をつぶやくようにしましょう。心のキャパの限界を感じ始めたら、「ま、いっか」をつぶやく習慣をつけることが大切です。ついでに「なんとかなる」も付け加えられたら最高です。基本、自分が悩んでいることや頭を抱えるようなことは、大体なんとかなります。大体なんとかなることに心をすり減らしてしまうのはやめましょう。自分に厳しすぎる場合は「絶対」ではなく「できるだけ」というゆるい考え方にシフトすることも大事です。「絶対やらなきゃ！」ではなく「できるだけやってみよう！」に変えていきましょう。

TIPS

25

筋弛緩法を実践する

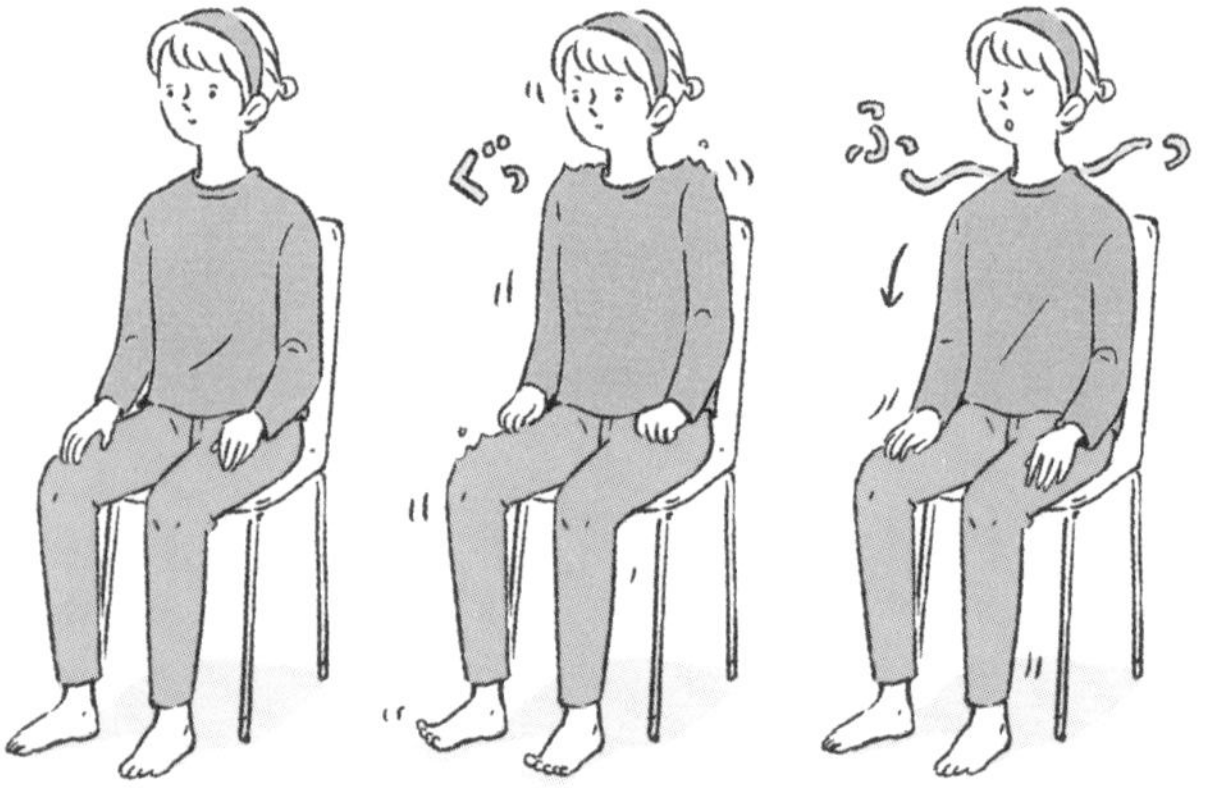

こんなときにオススメ

- SNSに疲れたとき
- 寝つけないとき
- リラックスしたいとき

一緒にやると効果UP

- スキンケア
- 好きなアロマを焚く
- 顔や手足のマッサージ

副交感神経を優位にするリラックス法

「筋弛緩法」とは、アメリカが発祥の、心療内科などでも活用されているリラックスエクササイズです。エクササイズといっても1セット10秒と短く、かつ旅先でも出張先でもできるとても簡単なメソッドです。

❶椅子に座り、両足を軽く開いて足の裏は床にしっかりとつけます。
❷顔からつま先まで全身に精一杯のところまでぐっと力を入れて、5秒間そのままキープします。このとき、手はグー、足のつま先は天井にむいている状態です。
❸息をふーと吐きながら全身を脱力し、そのまま5秒間キープします。

❶〜❸を3回程度くり返します。心や身体のコリがほぐれ、血行がよくなりリラックスすることができ、寝つきが悪い人はすっと眠りに入ることができます。

TIPS

26

原因を「自分以外」に向けた言葉にして投げかける

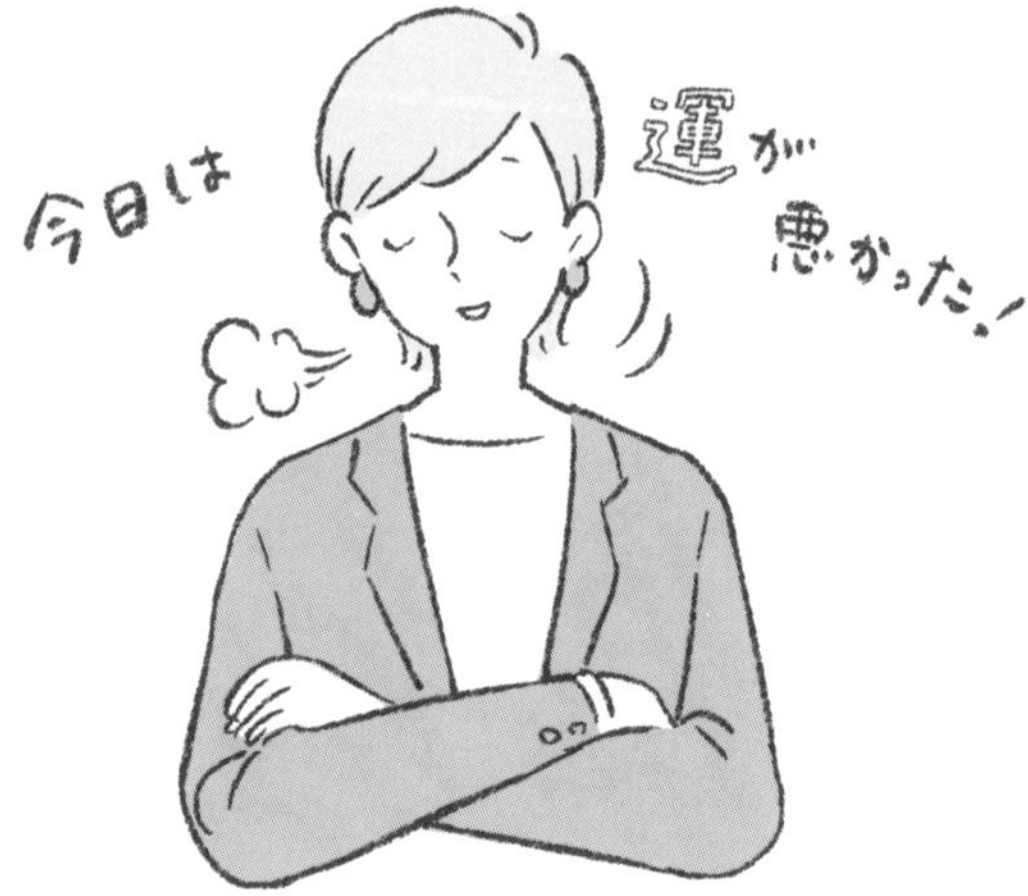

こんなときにオススメ

- 叱られて落ち込んだとき
- 他人の言葉で傷ついたとき
- ネガティブな気持ちになった夜

一緒にやると効果UP

- 温かい飲み物を飲む
- ストレッチをする
- ぬるめのお風呂に15分入る

叱られループから外れ、心の負担を軽くする

叱られた原因を自分自身の努力不足だと認識して反省する人は、のちに大成する傾向が高い一方で、自分を責めてしまったり落ち込んでしまったりする傾向も高いといわれています。過度に落ち込んでしまうと眠れなくなったり、寝つきが悪くなったりして良質な睡眠を遠ざけてしまいます。結果、翌日もミスやエラーを起こしやすくなったり、感情のコントロールが難しくなったり情緒が安定しなかったりして、また叱られる原因をつくってしまうことにつながりかねません。

1日の終わりに、その日のことを振り返ると思いますが、そのときは叱られた原点を自分のできなかったことに向けるのではなく、「ま、今日は運が悪かったな」「ま、今回はタイミングが悪かったな」「難易度が高い案件だったな」など、自分以外に向けた言葉をかけてあげましょう。同じことを振り返るにしても、心への負担はぐっと少なくなります。逆にうまくいったときには思い切り自分の力や頑張りを称賛しましょう！

TIPS

27

一度、その場をリセットする

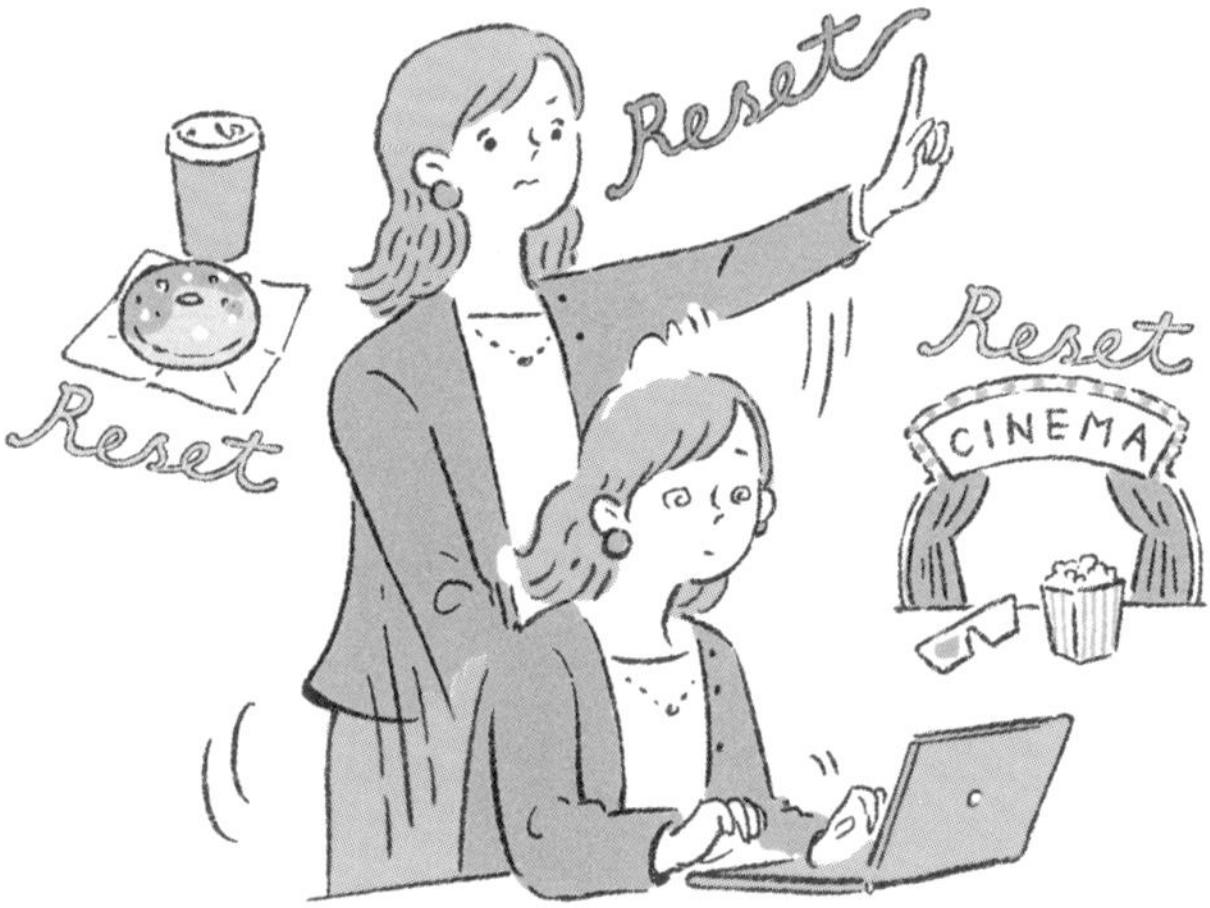

こんなときにオススメ

- 職場で叱られたとき
- 友だちや家族と言い争いをしたとき
- イライラが止まらないとき

一緒にやると効果UP

- 深呼吸をする
- 場所を変える（タイムアウト）
- 好きなおやつを1口食べる

動いて、離れることが心に平安をもたらす

職場で叱られたり、ミスをしたりしたときのほか、だれかと言い争いになってしまったとき、ネガティブなことが次々と浮かんできて絡めとられそうになってしまったときなど、いろいろな場面で使えるのが、「一度リセットする」方法です。頭の中だけで気持ちをリセットするのはとても難しいので、立ち上がって歩くなどして、場所も行動も変えることが大切です。

自分を守ることを何よりも優先して、可能な限りすぐにその場から立ち去ってください。職場で落ち込んだときなど、すぐに退社できなければ、トイレに行く、コーヒーやお茶を淹れに行く、コンビニに買い物に出かけるなど、いったんその場から離れるとよいでしょう。動いて場所を少し離れるだけで、不思議なほど落ち着きを取り戻します。さらに退社後は映画館やお気に入りのカフェなど、1人で落ち着ける場所に立ち寄るのもよいですね。時間が許せば、同じ場に戻るまでに何か集中できる別なことを間に挟むと、より効果的です。

TIPS

28

「昨日はよく眠れた？」を合言葉にする

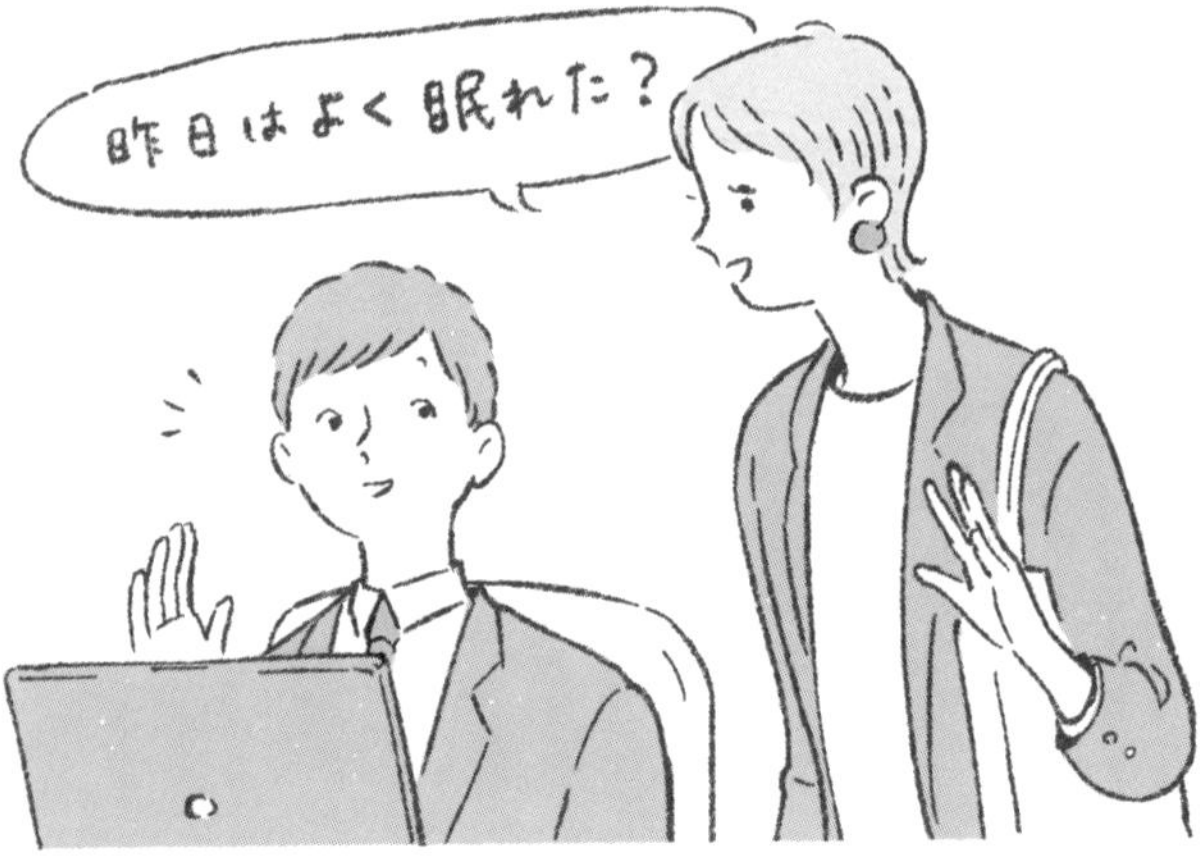

こんなときにオススメ

- 職場の人間関係でもやもやしたとき
- 前日に家族と嫌な雰囲気になったときの朝

一緒にやると効果UP

- 相手の分までコーヒーやお茶を淹れる
- 朝、太陽の光を浴びる
- テラス席でランチを食べる

職場の風通しをよくする魔法の挨拶

海外の研究によれば、良質な眠りがとれていないと、ミスをごまかし、人をだます傾向が高くなることがわかっています。また、そのようなとき、仕事上のケガの発症率が1.6倍高くなり、やる気がなくなる、神経質になる、ミスやエラーが増えるなど、いろいろな影響が出ることがわかっています。

職場の人間関係をよくするためには、自分だけでなく一緒に働くチーム全員がよく眠れていることが必要です。「おはよう！」「お疲れさま」の挨拶のあとに、必ず「よく眠れた？」も一言加えてみてください。「よく眠れた？」の質問の裏には、「私はあなたを気にかけているよ」という感情も含まれています。相手はそのことを受け取り、無意識にでもうれしい気持ちが芽生えます。もし「眠れなかった」という答えが返ってきたら「ランチしながら話そうよ！」と誘ってみてもよいですし、自分が知っている（あるいは行っている）快眠法を紹介してもよいでしょう。この挨拶を加えるだけで、人間関係はよりよいものとなります。

TIPS

29

「頭寒足熱」で
脳のゴミを捨てる

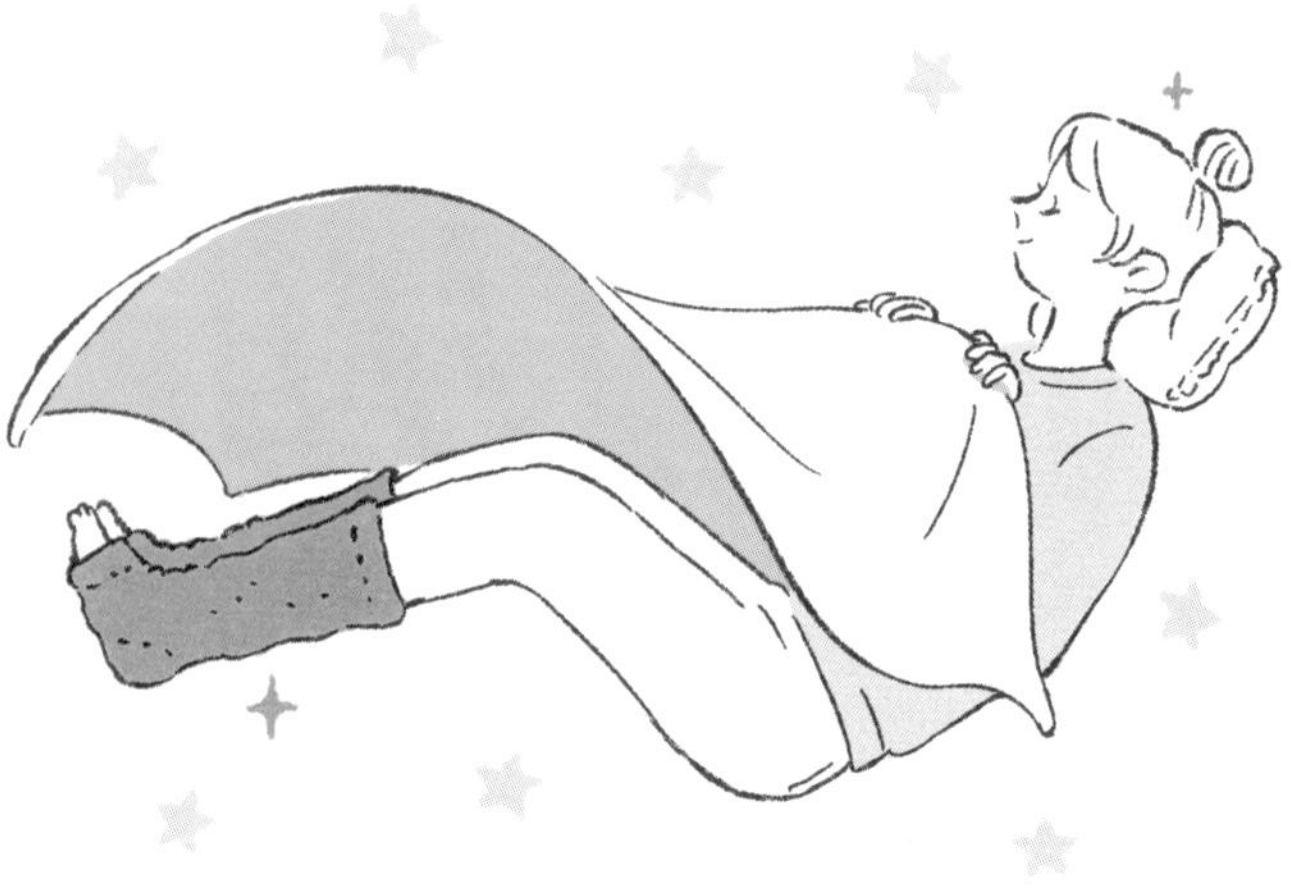

こんなときにオススメ

- 寝付くまで時間がかかるとき
- いろいろ考えてしまい、頭が混乱しているとき
- 緊張状態が続いているとき

一緒にやると効果UP

- 枕カバーを涼しい素材のものにする
- 夏でも長袖長ズボンのパジャマを着る

脳内のゴミが除去され、ハプニングにも強くなる

予期せぬハプニングは仕事中でも、日常生活でもよくあることです。心身が元気なときはうまく対処できることでも、元気でないときにはうまく対処できなくて、さらにそのことで落ち込んでしまうこともあるでしょう。自分では心身の健康を保っていると思っていても、日中に触れる情報量は膨大で、夜は脳が疲弊している状態です。睡眠中は膨大な情報に対して清掃プロセスが遂行され、その結果、脳内のゴミが除去されます。良質な睡眠がとれていないと、脳内にいらないゴミが溜まったままになり、脳はダメージを受けやすくなっていきます。これが長く続くと、記憶障害や認知症の発症リスクも指摘されています。頭をクリアな状態にして冷静なジャッジができるようにしておくためには、夜の良質な睡眠が欠かせません。私たちの体は深部体温（内臓の温度）が下がると眠くなるようにできています。その深部体温の中でも特に大切なのが脳の温度。脳の温度を下げる、つまり頭寒足熱で寝ることが熟眠への近道です。

TIPS

30

「水曜日」は
ご褒美デーにする

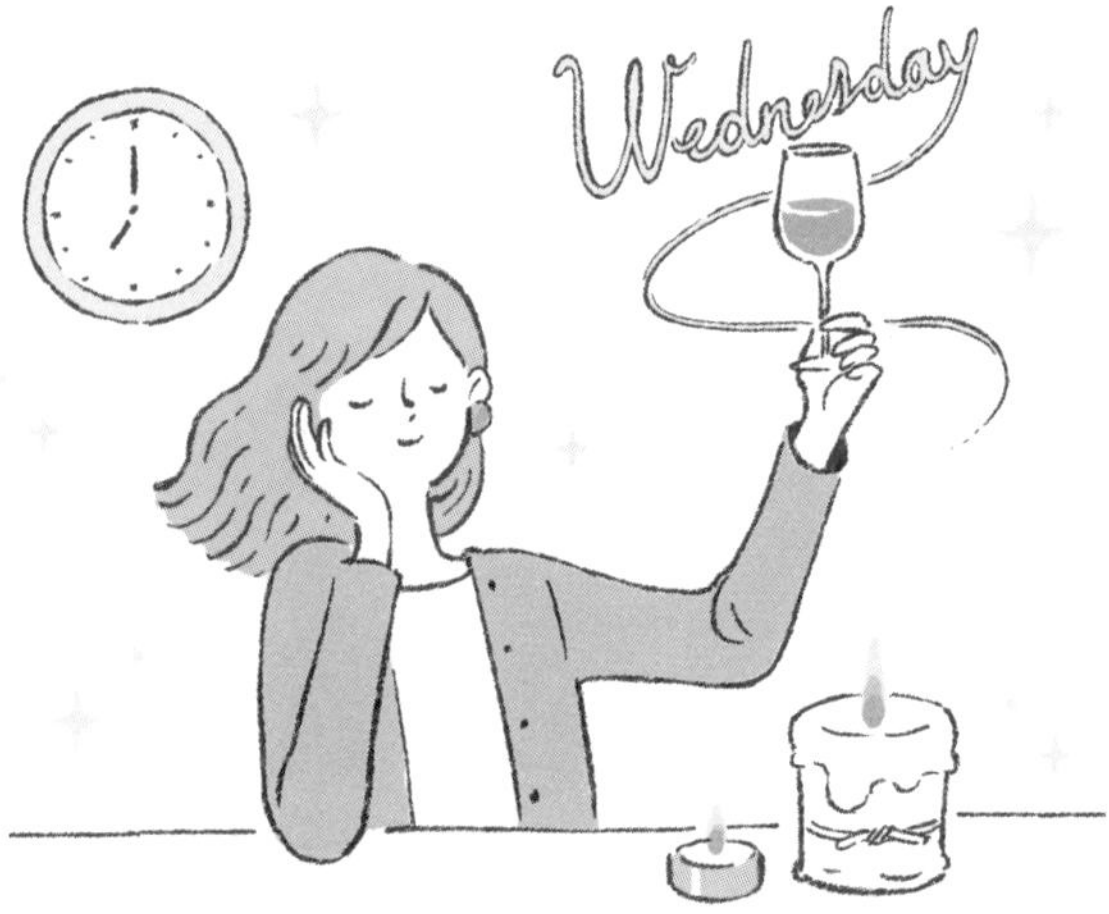

こんなときにオススメ

- 対応力が落ちたと感じたとき
- ウィークデーの
  疲れがたまっているとき
- リラックスしたいとき

一緒にやると効果UP

- 元気になれる色の服を着る
- おいしいものを食べる
- はやめにベッドに入る

憂うつな木曜日にならないよう、水曜日はのんびりと

心身の不調を左右する自律神経は、木曜日にもっとも乱れるといわれています。金曜日は週末への期待感があるので、実は木曜日よりも良好な状態です。実際に、「あと1日頑張れば休みだ」と元気を取り戻せていることを実感しているのではないでしょうか。自律神経とは深い関係のある睡眠の質も、月曜日から木曜日にかけて次第に落ちていきます。それに伴って日中のパフォーマンスや思考力、判断力、コミュニケーション能力などが落ちてしまうことが考えられます。

学校の授業なども水曜日はほかの曜日よりも短めだったという経験はありませんか？ 来る木曜日に備えて水曜日は自分が喜ぶモノやコト、予定を入れて自分をねぎらって充電してあげましょう。友人同士や会社の飲み会、残業などの予定は水曜日には入れないようにします。好きなことをしてのんびり過ごし、「スリープデー」と位置づけておくとよいですね。そしてぐっすり眠ることで、木曜日でもハイパフォーマンスを発揮できるように準備が整います。

TIPS

31

「手もみジュース」を飲む

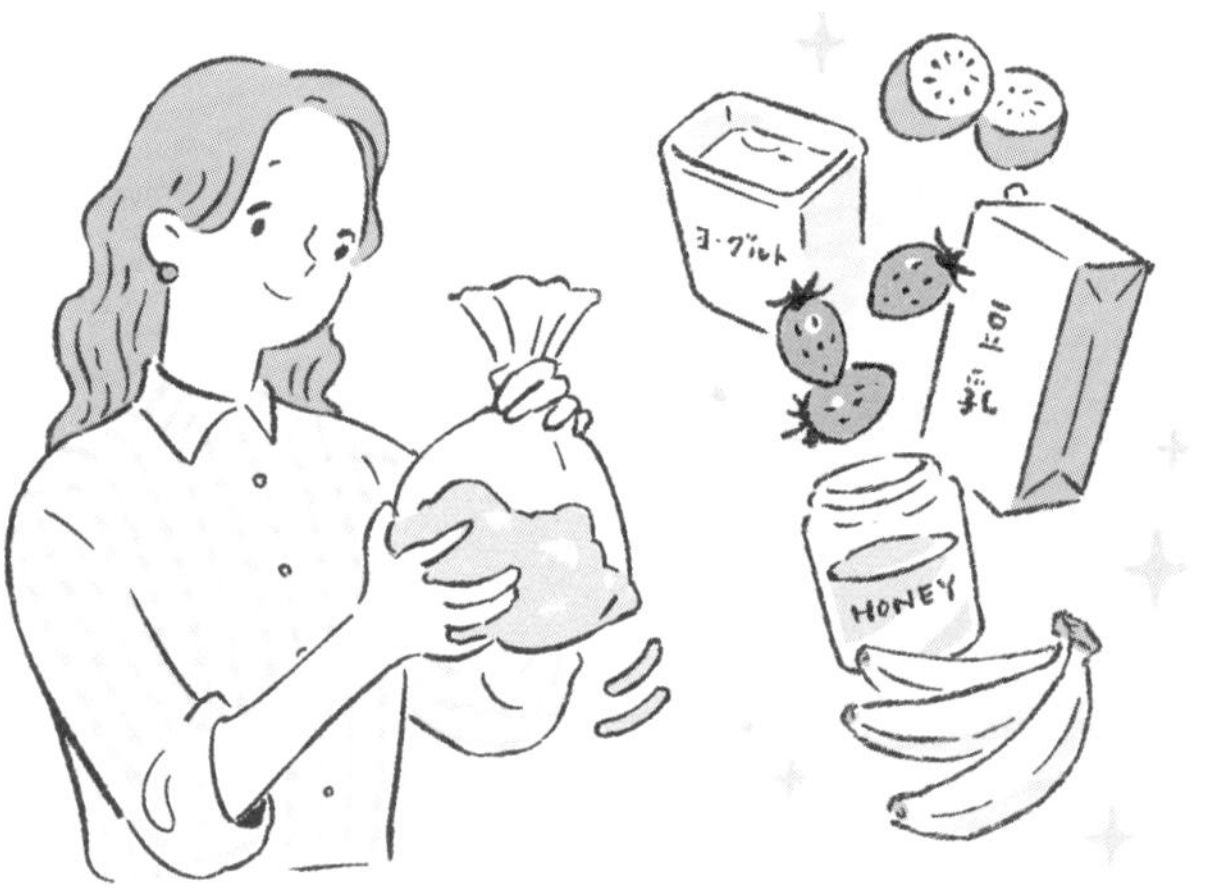

こんなときにオススメ

- 肌があれがちのとき
- 熟睡感が得られないとき
- 気分を上げたいとき

一緒にやると効果UP

- 黄色いものを食べる
- 起床後1時間以内に朝食を食べる

心身と睡眠を支えるセロトニンを効率よくとろう

セロトニンと呼ばれる脳内物質（神経伝達物質）は「元気の源」「癒しホルモン」とも呼ばれていて、落ち込んでいた気分を前向きでやる気にすると同時に、心を穏やかにしてバランスを整えて精神を安定な状態に導いてくれます。さらに夜になると睡眠ホルモンのメラトニンへと変換され、質の高い眠りへと誘ってくれる存在になります。セロトニンは、タンパク質に含まれるトリプトファンという物質が原料となっています。トリプトファンを含むタンパク質が豊富な食材は、乳製品、卵、大豆製品、赤身魚などの魚介類、肉類、アボカド、バナナ、ナッツ類などで、おすすめしているのは、「手もみジュース」。食材をひと口大のサイズにちぎって袋のなかに入れ、約1分、手でもむだけで簡単につくれます。

〈おすすめレシピ〉

バナナ　1本、アボカド　1／2個、レモン汁　小さじ1／2、飲むヨーグルト　100～150㎖、ハチミツ　小さじ1

TIPS

32

「パワーナップ」（昼寝）を習慣化して脳の疲れをとる

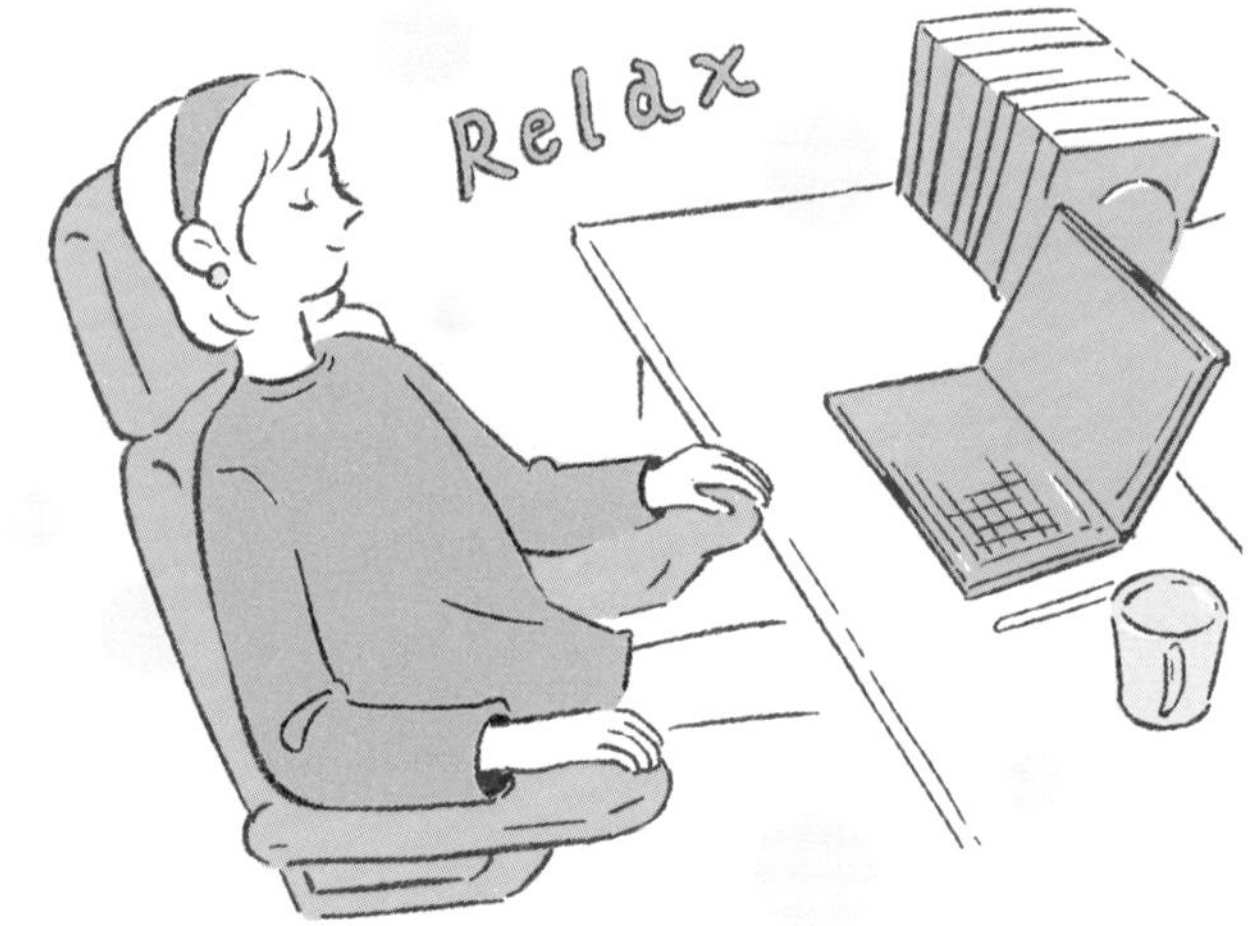

こんなときにオススメ

- 仕事や運動をしていてすぐに疲れるとき
- やる気がでないとき
- 睡眠不足のとき

一緒にやると効果UP

- チョコレートを食べる
- コーヒーを淹れる
- 静かなBGMをかける

短時間の昼寝で午後の仕事効率もアップ

「パワーナップ」とは昼寝のことです。アメリカでは脳と体にパワーを取り戻すとされ、ビジネスにも取り入れられています。昼食後はだれでも眠くなりがちですよね。睡魔と闘うためにガムを噛んだり濃いめのコーヒー飲んだりする人も多いと思いますが、多少眠気は減ってもこの間の仕事の効率は低下しています。そのため、睡魔と闘うよりも短時間の昼寝をビジネスに取り入れているのです。

ルールは15時までに、15〜20分間にとどめることです。オフィスで働いている人は、昼食を食べたらチョコレートをひとかけら、あるいはコーヒーを飲むなどカフェインを含むものを摂り、歯を磨いて自分の席に戻ったら目をつむる方法がもっともおすすめです。カフェインは摂取後約30分程度で効き始めるので、ちょうどお昼寝終了後に効果を発揮し、さわやかな目覚めを後押ししてくれます。眠ることができなくても、目を閉じているだけで効果大。目に飛び込む外部情報を遮断することで脳に休息を与えることができ、エネルギーが充電されます。

TIPS

33

スリープヨガで、深い呼吸とともにエネルギーを取り込む

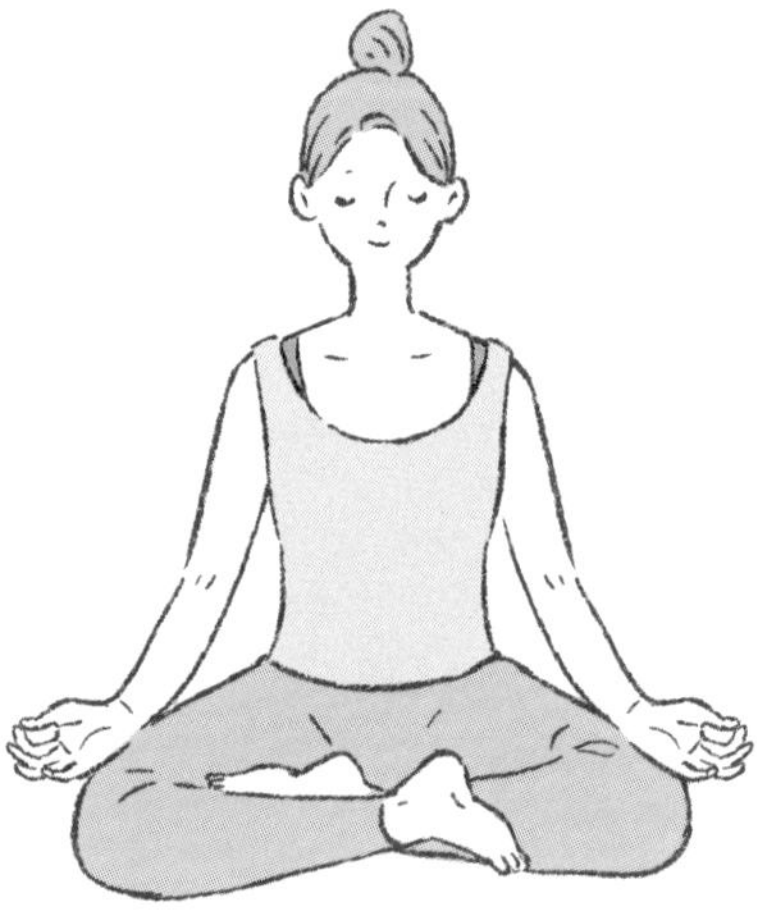

こんなときにオススメ

- 手足の冷えが気になるとき
- むくみが気になるとき
- なかなか寝付けないとき

一緒にやると効果UP

- 静かなBGMをかける
- レッグウォーマーをつける
- ハーブティーを飲む

リラックスしながらストレス解消も

手足が冷えていると寝つきが悪かったり、途中で目覚めてしまったりして、良質な睡眠を妨げます。そんなときは、血行をよくしてよい睡眠へのつなげる「スリープヨガ」を就寝前に行うとよいでしょう。副交感神経に働きかけ、心や体をリラックスする効果もあるので、その日1日のストレス解消にももってこいです。日中、仕事や家事でどうしても前かがみになりがちな背中や体を伸ばすことで、気持ちよさも感じます。とはいえ、一生懸命にやりすぎると、今度は交感神経が働いて眠りにくくなってしまうため、あくまでも自分が気持ちよいと感じる範囲内でゆっくりと行ってください。次のページでスリープヨガのやり方を2つ紹介しています。呼吸は腹式呼吸（お腹を凹ませながら口から息を吐き、吐ききったら鼻から空気を吸ってお腹に空気をためる呼吸法）で行います。

これは就寝前に行うスリープセレモニー（入眠儀式）としても有効ですが、ベッドに入ってなかなか寝つけないときに起きて行ってもよいでしょう。

コブラのポーズ

効果

背中、腰の疲労改善、肩こり解消、リラックス効果

デスクワークが多いと、 前かがみの姿勢が多くなってしまうので、
日中使った背中から腰までの筋肉を開いて、
リラックスした状態で睡眠に入れます。

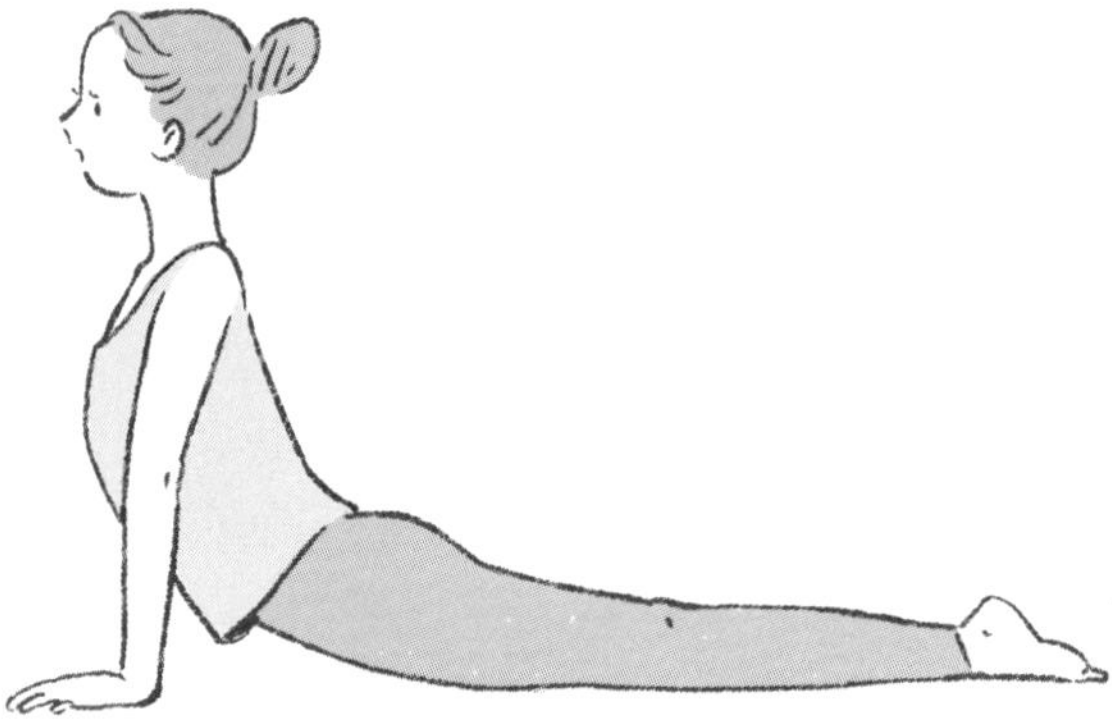

❶ うつぶせで足先から頭までまっすぐ一直線に寝て、
両肘は曲げて両手を胸の横に置く。

❷ 息を吸いながらあごを上げて上体をゆっくり起こす。

❸ 息を吐きながらさらに喉を伸ばすようにあごを上げ腰を反らす。
丹田（へそ下5cmあたり）を床に押し付けるように5回呼吸を行う。

❹ ❶の姿勢に戻る。

ハッピーベイビーのポーズ

効果

冷え性改善効果、足のむくみ改善効果、ストレス軽減効果

股関節をほぐして下半身の疲れを癒すと同時に、
血のめぐりを良くして女性のキレイをサポートしてくれます。

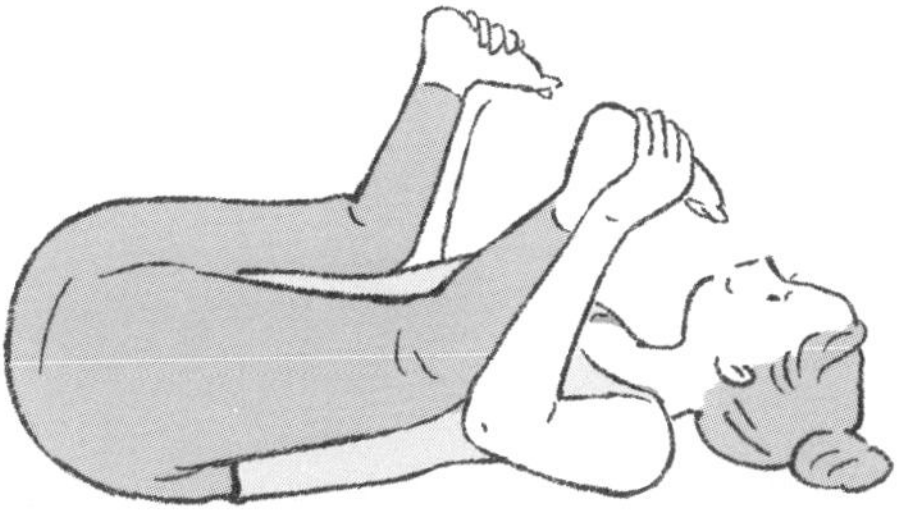

❶ 仰向けで両膝を立て、 肩幅程度にまで開く。 息を吐きながら
膝をお腹まで持ち上げ、 息を吸いながら足の外側を手で掴む。

❷ 膝を胴体の外側まで広げる。 脇の方向へ引き上げ、
床に対して垂直の位置になるように、 踵《かかと》が膝の真上に来るまで持ってく。
息を吸ったときに両膝は床に引き寄せ、
吐いたときに両膝はゆるめて少し床から離す。

❸ 30秒から1分間このポーズを保ち、 ゆっくり脚を下ろす。

COLUMN

運動習慣を積極的に取り入れましょう

「睡眠と運動」の関係についての研究も進んでおり、日常的に運動をしている人は、運動習慣がまったくない人に比べると、深い眠りに入れることが多いということが明らかになっています。

快眠につながる運動には、体温が最も高い19時前後に行うという実施する時間帯が非常に重要になります。この時間帯は運動のゴールデンタイムともいえますが、体温が1日の中でも最も高く、覚醒レベルがとても高いので、眠ることができない「睡眠禁止帯」とも呼ばれています。運動実施の時間は30分程度で、強度は高すぎない内容でOKです。

運動習慣は「習慣化」させることが最も大事なので、運動が苦手な方は、まずは自分で「これなら続けられる」と思うものから始めてみるのが良いでしょう。なかなか運動のために時間を確保できない場合は、帰宅する際にひと駅分歩くといったような、日常の生活の中に無理なく落とし込める内容にするのがおすすめです。

最近では24時間オープンジムなども増えていますが、快眠の点から考えると21時以降の運動はおすすめできません。せっかく身体が休息モードになる準備を始めているのに、そこで運動をしてしまうと交感神経が優位になってかえって眠気が遠のいてしまうからです。残業後はジムに通ったり、ジョギングをしたりするなど汗をかくような激しい運動は避け、自宅にてストレッチをしたり、ヨガをしたりするようにしましょう。ノー残業デーやプレミアムフライデー、仕事が早く片付いた日、休日などはぜひ、爽やかな汗を流していただきたいと思います。

運動習慣はやみくもに取り入れるのではなく、実施する時間を念頭において行うことで、快眠につながる嬉しい効果をより実感できるようになります。

3

ココロとカラダを健やかにする休み方

自律神経と睡眠の乱れは生活に悪影響を及ぼします。
自分が自分らしくいるための
「休み方」を実践してみましょう。

01

体の「何となく不調」は自律神経の乱れかも

自律神経とは生きていくための大切な機能をコントロール

何となく体の調子が悪い、なかなか疲れが取れないというとき、病院を受診した人もいるかもしれません。ほとんどの場合、これといった原因は見つからなかったという結果に終わったり、「自律神経失調症」と言われたりすることが多いでしょう。「自律神経失調症」とは正式な病名ではなく、これを飲めば治ると決まった薬が処方されるわけでもありません。診察の結果、おそらく「自律神経の乱れからきていると思われる状態」だろうということです。

人の体には隅々まで神経が張り巡らされていますが、そのうち自分の意思で動

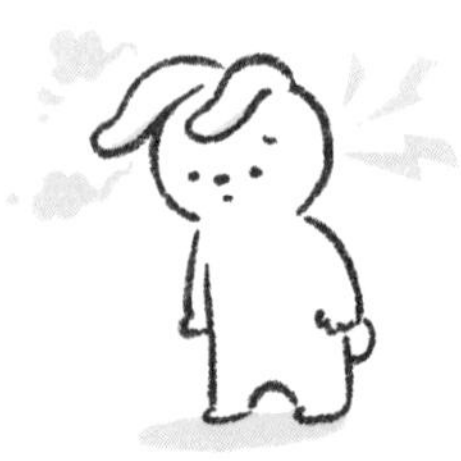

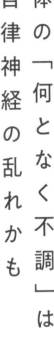

かせる神経と、自分の意思とは関係なく動いている神経の2種類があります。前者は「体性神経」といい、後者を「自律神経」といっています。立ったり座ったりするような動きは自分の意思によるものですね。でも、呼吸をしたり食べたものを消化したり、さらには体温を調節したりといった生命を維持していくうえで欠かせない動きは、自分の意思によるものではありません。眠っている間も呼吸ができたり、暑ければ汗をかいたりできるのもすべて自律神経のおかげです。そういう意味では、人の体に備わった素晴らしいシステムだといえます。

体を活発にする神経と休ませる神経

自律神経には交感神経と副交感神経という2タイプの神経があります。交感神経のほうは体を活発に動かす神経でいわばアクセルのような存在です。一方、副交感神経は体をリラックスさせる神経でブレーキのような存在です。

全体的にみれば昼間は交感神経が優位になり、夜は副交感神経が優位になっています。これは太陽の光を浴びることによってセロトニンというホルモンが分泌され、それによって交感神経が活発化するからです。暗くなってくるとセロトニンが脳の松果体というところでメラトニンというホルモンに変換されて睡眠を促し、副交感神経が優位になってきます。いわば体内時計と連動しながら2つの神経がバランスをとっているのです。

自律神経は日中の大きな変化のほか、細かな状況ごとにそのつど調整もしています。例えば多くの人の前でプレゼンテーションを行う場合、気持ちが高まって集中力は上がりますが、緊張のため心臓がドキドキしたり手に汗を握ったりもします。そしてプレゼンテーションが終われば安心して緊張感はなくなり心臓のドキドキも落ち着いてきます。また、食事をとると副交感神経が優位になって食べものの消化が始まります。食後に眠くなるのは副交感神経の働きによるものです。このように、知らず知らずのうちに交感神経も副交感神経もしっかり働いてくれているのですね。見事な仕事ぶりです。

ただ、体を活発に働かせてばかりでは疲労も緊張もたまります。ストレスが多く、パソコンやスマホなどに触れる時間が多くなった現代は、いっそうそうした状況も増えています。そんな状態になれば、当然、リカバリーやストレス解消も必要です。交感神経と副交感神経はシーソーのようにバランスを取りながら働いてくれることが必要ですが、何らかの原因でこのバランスを取りにくくなったときに、心身の「何となく不調」が起こります。

バランスの悪さにも2種類あり、どちらかの働きが過剰になるケースとどちらの働きも悪いケースがあります。夜になって心身を休ませなければいけないときにも交感神経が優位のままでは興奮状態が続いてしまい、イライラしたりなかなか寝つけなかったりします。日中、夜間ともどちらの神経もパワー不足な状態が続いてればやる気が出ない、ずっとだるいといった状態が続いてしまいます。頭痛、肩こり、めまい、不眠、下痢、便秘などの体の不調だけでなく、不安感の増大、気分の落ち込み、集中力の低下といった心の不調も特に原因となる病気がないのなら、自律神経の乱れによるものと考えられます。

これが「何となく不調」で済んでいるうちはよいのですが、長期化したりバランスが過度に乱れたりすれば本物の病気につながりかねません。何となく不調は体と心からのSOSと考えて、そのまま放置しないことが大切です。

02

自律神経を整えるために睡眠の質にフォーカスする

ストレス解消はレム睡眠の間に行われる

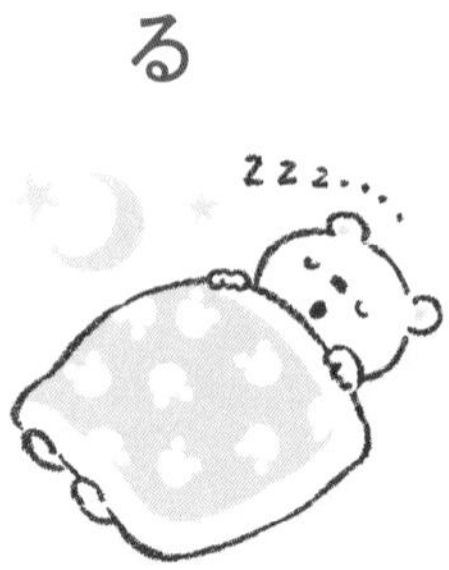

睡眠は性質の異なる「レム睡眠」と「ノンレム睡眠」の2種類から構成されています。この言葉は耳にしたことがあると思います。それぞれ睡眠中は心身の状態が大きく異なっています。

レム（REM）とは「Rapid Eye Movement」の頭文字をとったもので、その文字の通りレム睡眠中には急速な眼球運動が起こっています。大脳が活発に働いて夢を見ていることが多いのですが、「身体の休息」と呼ばれることもあるほど、ほぼ全身の筋肉は完全に弛緩して動かない状態になっています。レム睡眠中に身体が動かないのは、「夢の行動化」を防ぐためです。もしもレム睡眠中に身体が自由に動く状態で夢を見ていたら、見ている夢の中で起こしているアクションをそのまま現実で行ってしまう可能性があり、危険な場合があります。例えば、殴り合いの喧嘩をしている夢をみて隣で眠っているパートナーを殴ってしまうなど、本人の意思とは全く関係のないところで危険が起こってしまいます。行動だけではありません。通常の寝言は聞き取れないレベルのものが多いですが、レム睡眠行動障害の場合は怒鳴る、叫ぶ、笑う、などはっきりとした寝言であるケースが多く、このような異常な言動はレム睡眠の割合が増える睡眠後半に多く見られます。

このようにレム睡眠中は徹底して体を休めていますが、脳は覚醒していて、「情報処理タイム」、「思考や感情の整理タイム」「記憶の固定化」としての役割も備わっています。昼間ストレスを感じていたこともレム睡眠中に処理されるため、朝には心が安定できているのです。私たちはレム睡眠のおかげで自分の感情とうまく付き合い、それによって精神的なバランスを維持しています。

脳にインプットされた情報は、いったん全て脳の海馬に蓄積されるのですが、すべての情報がインプットされ、そのまま蓄積され続けたら、PCのハードディスクと同じように記憶容量はオーバーになってしまいます。そこで、レム睡眠時には情報を必要なものと不必要なものに振り分けて整理され、必要なものだけを大脳皮質に刻み込み記憶として固定、不要なものは消去するという作業を行っているのではないかといわれているのです。

こうしたレム睡眠に対して、ノンレム睡眠というのは深い睡眠で脳も体も休んでいる時間です。就寝直後にノンレム睡眠が訪れ、その後交互にレム睡眠とノンレム睡眠がくり返され、朝が近づくにつれてレム睡眠の割合が増えていきます。まず脳も体もしっかり休めたうえで、日中に受けたストレスなどを朝までに処理していくというのが心身を休めるための理想的な眠りです。

睡眠自体が自律神経を正しく整える

自律神経との関係でいえば、基本的に昼間は交感神経が優位になり、夜間は副交感神経が優位になっています。寝ついた直後のノンレム睡眠のときには副交感神経が優位になって心拍数、体温、代謝などが低下していきます。その後、レム睡眠の時間帯は交感神経が次第に揺り動かされて血圧、脈拍、心拍数などが不規則に変動します。レム睡眠中は「自律神経の嵐」とも呼ばれているほどで、朝の目覚めに向けて交感神経はある種の嵐を起こしながら少しずつ高めているとも言えます。

このように睡眠自体が自律神経を正しく整える働きをしているのです。自律神経が乱れていると睡眠の質が落ちたり、不眠を招いたりしますが、逆に言えば、睡眠を大切にすることで、自律神経が整ってくることがわかります。

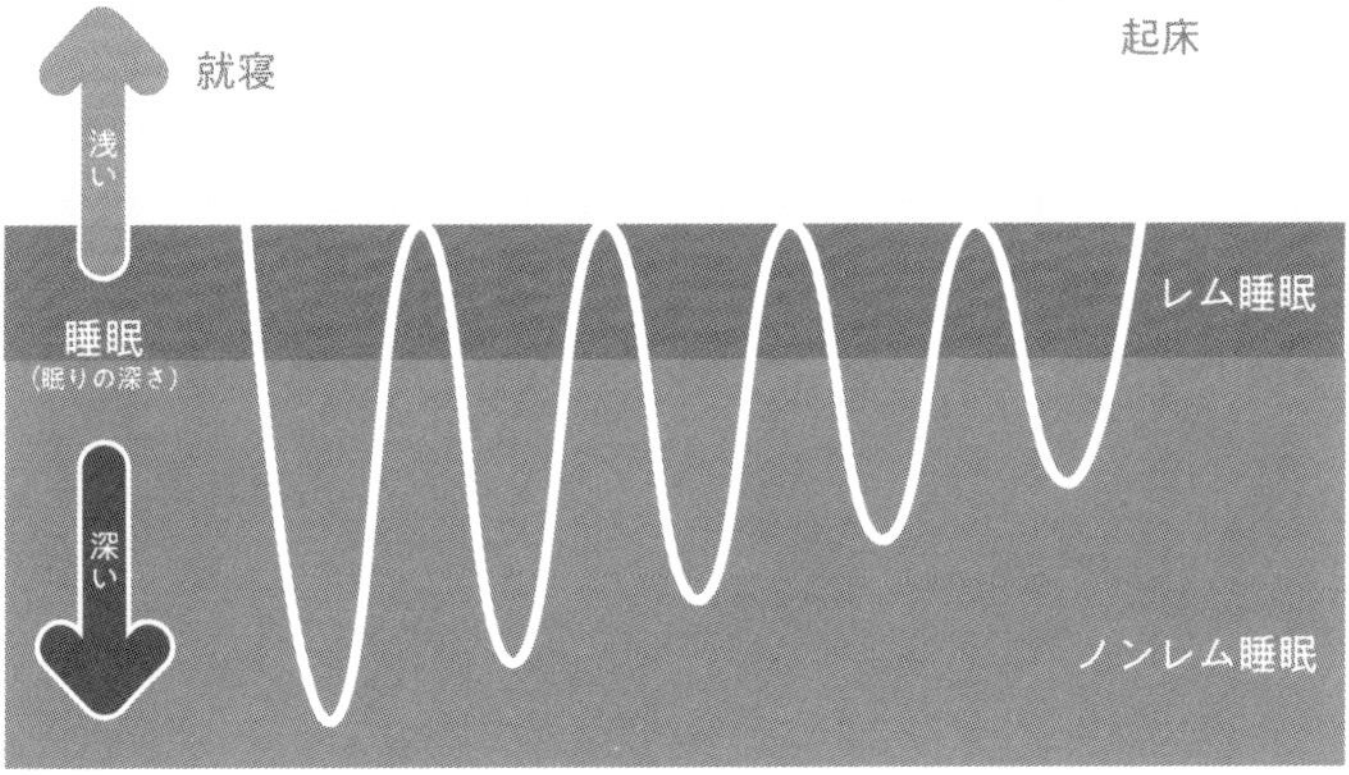

質の良い睡眠のイメージ

03

眠りの借金「睡眠負債」

睡眠不足は借金のように増え、心身に大きな影響を及ぼす

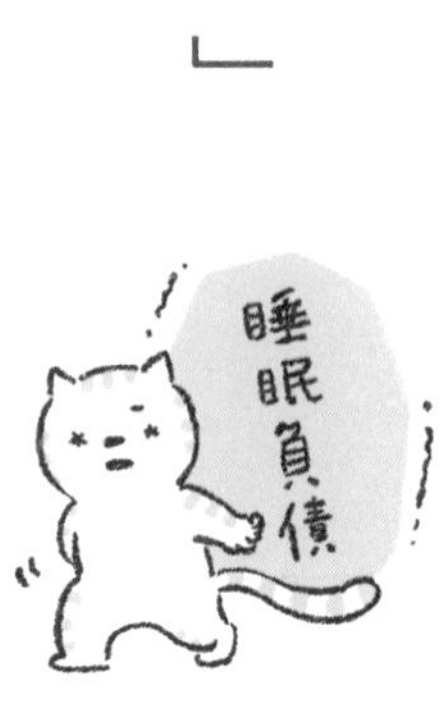

睡眠不足だと集中力低下・注意維持の困難化・記憶能力の低下・学習能力の低下などが見られます。また、仕事中にネットサーフィンをする傾向が高くなるという報告もあります。実際に、マイナス2時間の睡眠時間が2週間続くと、2晩完全に徹夜したときと同じ状態になることがわかっています。1晩の徹夜で作業パフォーマンスは40％もダウンするという報告もありますので、2晩だとそれ以上にダウンしてしまうことになります。

「睡眠負債」という言葉をご存じでしょうか。1日に必要な睡眠時間に満たない

睡眠不足の状態が長く続くとまるで借金のように蓄積されて、心身にとって大きな負担になることを言います。日本はこの睡眠負債を抱える「睡眠不足症候群」の人たちが諸外国と比較すると際立って多い、睡眠偏差値の低い国であることが明らかになっています。「睡眠負債」の恐ろしさは多方面にわたり、ボディブローのようにジワジワと心、身体、脳を蝕ばみます。

おもに脳、身体、精神、行動の4方向に、以下のようなネガティブな影響が及ぼされてしまいます。脳機能への影響としては集中力低下・注意維持の困難化・記憶能力の低下・学習能力の低下などが挙げられます。身体の健康への影響としては、免疫力の低下・運動能力の低下・身体回復機能の低下・生活習慣病の増加・自律神経の働きが低下など。精神の健康へは感情制御機能の低下・創造性の低下・意欲の低下・モラルの低下といった形で影響します。さらに行動への影響は、朝食欠食・間食増加・遅刻や欠席の増加・授業中の居眠り・ミスや事故の発生増加などが挙げられます。

自分の睡眠の状態を知るためにも、睡眠負債の量を計算してみましょう。

休日の睡眠時間－平日の睡眠時間＝睡眠負債

いかがでしょうか。少なくとも、平日の睡眠時間よりも休日になると2時間以上眠っている場合は睡眠負債が溜まっていると考えてください。まずはほとんどの人に必要だと考えられている7時間の睡眠時間確保を目指し、日中の体調などをセルフ観察しながら自分に最も合った睡眠時間を見つけましょう。

さらに、睡眠負債度のセルフチェックをしてみましょう。

❶休日になると、平日と比べて2時間以上起床時刻が遅くなる
❷午前中の会議や移動で眠気に襲われる
❸ベッドに入ったら5分以内に眠れる
❹ベッドに入ってから30分以上眠れない
❺起きたい時刻よりも2時間以上早く目が覚め、そこから眠れない
❻夜中に目が覚め、そこから眠れない
❼十分な睡眠時間がとれていると思わない
❽「よく眠れた」という実感がもてない
❾すっきりした気分で起床できない
❿日中の身体的、あるいは精神的な活動・意欲レベルが落ちている

⑪日中の仕事や学業に対する集中力が維持できない

睡眠負債度のチェック結果は以下のようになります。

■0～2個：睡眠負債予備軍タイプ

まだ自分では「睡眠負債が溜まっている」という自覚はないけれど、実はじわじわ蓄積されているのがこのタイプ。身体や心に起こる小さな変化を見落としたまま放置すると、後で大きな代償を払わなくてはいけなくなってしまいます。

■3～7個：睡眠負債者認定タイプ

なんとなく疲れている、絶好調ではないという自覚はあるものの、忙しさなどを理由に睡眠改善を後回しにしている人が多いのがこのタイプ。睡眠の負債は毎日どんどん蓄積される一方です。

■8～11個：危険レベル！　深刻睡眠負債者タイプ

体調面や精神面の調子が悪く、仕事でもミスをするなど生産性が低い状態に悩んでいる人が多いのがこのタイプ。既に対策を講じているものの成果が伴っていなかったり、なんとか気合で乗り切ろうとしたりしている状態。

04

睡眠負債をなくすための環境づくり

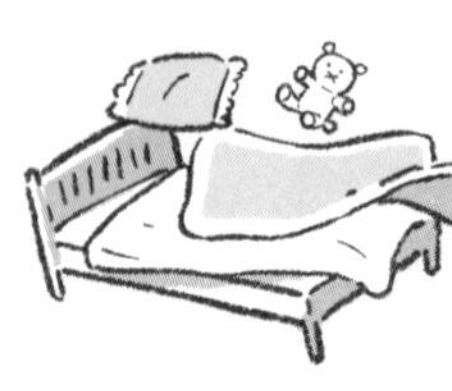

睡眠負債は一括返済できません

お金であれば貯金ができますが、睡眠は「貯眠」することはできません。また、私たちは寝だめができないので、お金のように「まとめて一括返済」いうこともできません。従って、日々睡眠負債を蓄積させないよう意識し、就床時刻を1時間前倒しにして睡眠時間を確保すること、そしてお昼寝の習慣を取り入れることがポイントです。さらに、休日の寝坊は平日のプラス2時間までにし、日中は外出し、なるべく光を浴びます。

平日に朝6時に起きている人は、どんなに遅くても8時には起床しましょう。起床時刻が2時間以上遅くなってしまうと、たっぷり眠って疲労回復したかと思いきや、体内時計が乱れてかえって週末に疲れを溜め込んでしまい心身の不調を感じる結果になってしまいます。また、起床後、目の中に光が入ってから約14〜16時間後に眠気が訪れるメカニズムが働くため、遅い起床はどんどん眠気が訪れるタイミングを後ろ倒しにし、夜更かしリズムを作り上げてしまいます。

土曜日の起床時刻が遅くなると土曜日の夜から日曜日の夜にかけて夜型生活になってしまいますが、月曜日に起床しなくてはいけない時刻は決まっているので、必然的に究極の睡眠不足状態が作り上げられてしまう、これがブルーマンデーの大きな原因になります。

どうしても横になりたい場合は、朝いつもの時間にいったん起きて、太陽の光を目に入れて朝食を食べたら午前中いっぱいは仮眠をとり、昼食までにはしっかりと起きて明るい環境のもとでランチをとりましょう。午後は歩いたり、友人と会ったりするなどして、なるべくアクティブに過ごすことがポイントです。

以前カウンセリングを行った人で、ある特定の日だけ睡眠がうまくとれていないという人がいました。よくよくお話を聞いていくと、眠れない日はいつもお休みの日で、1日中カーテンを締め切ってゲームをしているとのことでした。光を浴びることなく1日が過ぎていくので、昼と夜のメリハリはつかず、夜の快眠が遠のいてしまっていたのです。休日に1日中ゴロゴロしたり、ずっと寝たりしている人よりも、外出して活動的に過ごしている人のほうが夜の快眠は確実に約束されますし、QOLも高く維持されます。週末の過ごし方が1週間のスタートを決めるため、起床時間や日中の過ごし方に気を配ることで、週末に疲れを「溜める」習慣から「解消する」習慣へ変えていきましょう。

寝室はブルーコーデで、睡眠五感を大切に

しっかりと眠るためには、寝室の環境を整えることも大切です。

まずは寝室全体のカラーを考えてみましょう。カーテンや掛ふとんのカバー、カーペットなど、寝室内の大きな面積を占めるアイテムやパジャマについてはリラックスできる色で統一することが熟睡できる空間づくりには必要になります。イ

ギリスの研究では、寝室をブルー系で統一したところ、十分な睡眠時間を確保できることにつながりました。ブルーが苦手な人ならはクリーム色や優しいグリーン系の色でもOKです。

そのほか、寝室環境については「睡眠五感」を大切に整えるとよいでしょう。

視覚は「光」です。就寝中は真っ暗がよいと言われていますが、トイレに立ったときなど目が覚めたときの足元の安全を確保するために、目の位置の高さより下にわずかな光源があることが望ましいです。聴覚は「静けさ」です。わずかな生活音が快眠を妨げることがわかっており、図書館並みの静けさを保つようにします。温熱感覚としては、室温や湿度にも気を配りましょう。寝室には温湿度計を用意しておきます。季節によっても変化しますが室温は16〜27℃、湿度は55%前後を保つのが理想です。そして嗅覚です。寝室での嗅覚は忘れがちですが、人間の本能とつながる大切な感覚で、快眠促進につながる香りの存在は大きいものです。ラベンダーやイランイランなどは快眠のために有効で、「これをかぐと眠れる」というお守りにもなります。五感の最後は触覚です。寝具やナイトウェアは肌触りのよいものを選びましょう。

05

睡眠の質を左右するパジャマ選び

適切なパジャマで快適な眠りに

あなたはどんなパジャマを着て眠っていますか？ ルームウェアのままベッドに入るという人もいるかもしれませんね。ジャージやスウェット、モコモコ素材、ワンピースのルームウェアなどは衣服と寝具との間に強い摩擦を起こすため、寝返りに不要な力が必要となり、スムーズな寝返りが妨げられてしまいます。スムーズな寝返りは、レム睡眠とノンレム睡眠の切り替えにも役立っており、スムーズな寝返りが妨げられることで睡眠の切り替えがうまくいかないだけでなく、途中で何度も目が覚めてしまうことがあります。また、寝返りをしたあとも、衣服と

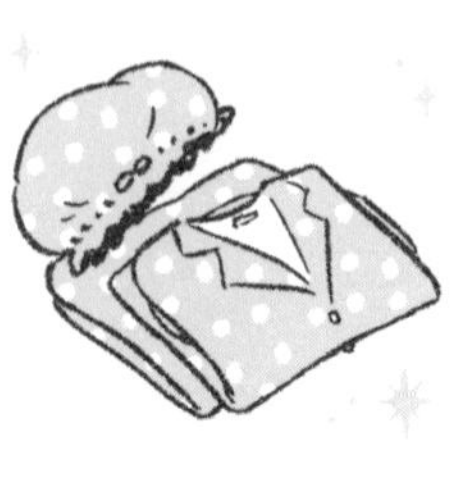

シーツや毛布がよじれて体に無理な力が入り、場合によっては不自然な寝姿勢のまま朝を迎えてしまうこともあり、肩こりや腰痛、起床時から体がだるくなる原因にもなりかねません。また、パジャマ以外のルームウェアでは水分を十分に吸収することができず、熱がこもりやすいので、寝床の湿度が上がりすぎて不快に感じ、夜中に目が覚める原因となります。

寝返りや不快感改善のためだけでなく、自分自身に「眠る」というスイッチを入れるためにも、就寝時にはパジャマをきちんと身につけることが大切です。パジャマの素材は吸汗、保湿性が高く、肌触りがよい綿がおすすめです。また、パジャマは頻繁に洗うものなので、生地に耐久性があって取り扱いが楽なところも綿の魅力といえます。美容の観点からいえば、圧倒的にシルクがよいでしょう。天然繊維の中で最も肌に優しいうえに、軽くて空気をまとっているかのように柔らかくて軽く、着心地は抜群です。ただし、手洗いでないといけないなど、綿と比較すると扱いが少し面倒な部分も。普段使いは綿のパジャマで、週末や気分転換にシルクのパジャマを使うという方法を取り入れても良いかもしれませんね。

06

スリープセレモニーを習慣化する

自分なりの「眠りのおまじない」を持つ

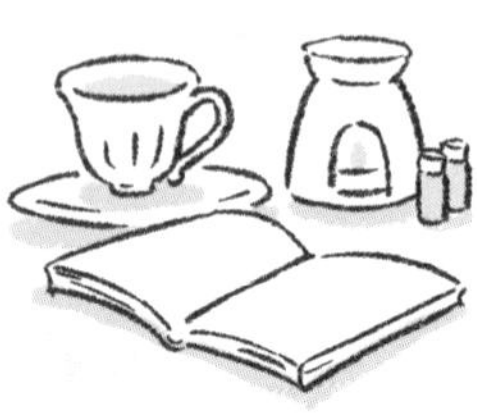

なかなか寝つけないという人は、スリープセレモニーを毎日の習慣にしてみるとよいでしょう。スリープセレモニーとは別名「入眠儀式」といいます。「儀式」というとものものしいですが、ナイトルーティーンの一環として、「これをすると眠れる」というおまじないを組み入れることです。

眠る前に決まった行動をすると「これをしたから眠れる」と脳に意識づけられて寝つきやすくなることがわかっています。そうです、条件反射を利用した方法です。有名な行動心理学者イワン・パブロフの古典的条件付け、いわゆる「パブロフの犬」は有名な実験です。1927年にパブロフが行った実験では、犬たちに餌をやる前にベルを鳴らすようにしたところ、犬たちは次第に食べ物が見当たらないときでも、ベルの音が聞こえたとたんによだれを流すようになりました。ベルの音が聞こえたら餌をもらえると学習したのです。睡眠へのシフトでもこの方法が使えます。「これをすれば眠れる」という行いをただただ単調に毎日続けることで、自ら眠りのスイッチを入れることができるようになるのです。

スリープセレモニーは自分が好きで続けていけるものを選びましょう。ただ、これから眠りに向かうために、交感神経が優位な状態から副交感神経が優位な状態にする手助けともなるものなので、体が活動的になってしまうものは避けてください。例えば同じ体を動かすことでも、1人で静かに行うヨガはおすすめですが、ジョギングをしてくるというのはNGです。また、毎日同じくらいの時間帯で行えることが肝心です。今夜は10分くらい行っても明日は1時間くらいかかるというのでは「条件反射」となりません。また、複雑な行動や思考を伴うものもリラックスできないばかりでなく、それを行うのに神経をすり減らしてしまい逆に寝つけなくなってしまいます。

この本で紹介しているマインドフルネス瞑想（P．102）、4－6呼吸法（P．118）、筋弛緩運動（P．140）、スリープヨガ（P．156）などはスリープセレモニーとして取り入れることにも適しています。さらに、以下のようなこともおすすめです。

●音楽を聴く

寝支度を整えている間、好きな音楽をかけてみましょう。ただし、これも交感神経が優位になるようなノリノリの曲はこの時間ではなく、朝起きたとき用のBGMにしてください。この時間帯はバラードの曲や静かなクラシック音楽が心落ち着くでしょう。このほか、風や水の音、鳥の鳴き声などの自然な音もリラックスできるよい音です。単調で継続するが眠気を誘います。最近ではスマホで音楽を聴く人が増えていますが、このときの音楽はスマホからではなく、CDやスマートスピーカーなどを使うのがおすすめです。スマホのブルーライトが眠りを妨げるため、就寝の2時間前までには使用をやめるようにしたいからです。タイマーを使って、一定の時間が来たら止まるようにしておくとなおよいと思います。このときに注意したいのが、毎日同じ曲が流れるようにすることです。毎回同じ曲が聞こえることで、「あ、寝る時間だ」と脳が理解しますが、例えば同じアーティストのものでもシャッフルにして何がかかるかわからないようになっていると、「次のどの曲だろう？」と脳が活動的になってきてしまいます。

●本を読む

寝る前に本を読む習慣がもともとあるという人もいるでしょう。そんな人はそのまま、これをスリープセレモニーとして取り入れてください。とはいえ穏やかな眠りにつなげるなら、先が気になる推理小説や暗い気持ちに覆われてしまうような内容のものは交感神経が活発化するため、この時間帯は避けます。ある程度のところで区切りをつけやすい短編小説や詩集、写真集、絵本のようなものがおすすめです。

●入浴

入浴もまた毎晩行うものですから、スリープセレモニーに取り込めます。人の体は体温が下がるときに眠くなります。これを利用して、眠る1時間前にぬるめのお湯（39～40℃）につかると副交感神経も優位となり、スムーズに眠りにつながっていきます。好きな香りの入浴剤も使ってみましょう。

07

眠りのエステで美容効果も

睡眠改善で肌がきれいになり、ダイエット効果も

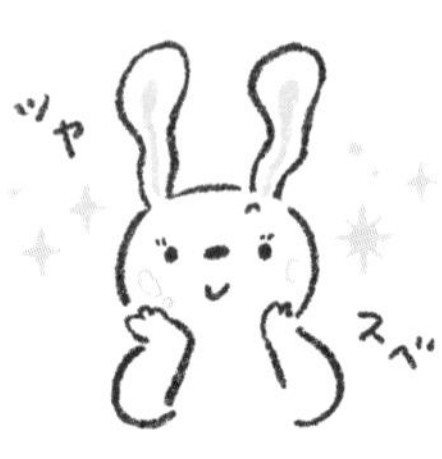

寝ついてから3時間の間に「成長ホルモン」が集中的に分泌されています。このホルモンは別名「天然の美容液」、「若返りのホルモン」ともよばれるもので、日中に受けた肌や体のダメージの補修をしたり内臓脂肪を分解したりと、キレイと健康をサポートしてくれるものです。眠り始めの3時間はほぼノンレム睡眠という深い眠りの時間です。ここで深い眠りが得られていれば成長ホルモンがしっかり分泌されて、まさに眠りながらエステの施術を受けているようなものです。満足に睡眠が取れていないと感じている人たちの多くは、乾燥、ハリ、くすみ、吹

き出物などの肌の悩みを抱えているという調査結果もあります。実際によく眠れなかった朝に鏡を見てみると、目の下にはクマができていたり、目が充血していたり、さらには顔色もよくないなど、自分でもその不調は感じることと思います。

さらには、**睡眠はダイエットにもつながっています。**睡眠とダイエットに関する研究はたくさんあり、それらを総合すると、睡眠不足の状態が続いていると太りやすいということがわかっています。多くの研究では4、5時間以下の睡眠の人を睡眠不足としていますが、睡眠不足の状態では食欲を更新させるホルモンが増える一方で食欲抑制ホルモンが減少したり、糖質や脂質の多いものを欲しやすくなったりするほか、数年後の肥満リスクも高まっています。睡眠不足が続いているのに積極的に体を動かす人は少ないと思いますが、そうして活動量が減ってしまうことも肥満を助長させると考えられています。睡眠が改善することで、体は自然と糖質や脂質を欲しなくなり、体を動かしたいという欲求が高まってきます。これは私自身の睡眠改善によるダイエットからも実感するところです。肌をきれいに保つために高価な化粧品を買ったり、ダイエットのために様々な苦労や我慢を強いられたりする人は多いと思いますが、**睡眠改善は0円で叶えられます。**

08

ココロとカラダをいつまでも健康に

不調という心の声に気づけただけでOK

ここまで読んでいただいた方は、「何となく不調」と自律神経、睡眠とは密接な関係があることを知ってもらえたでしょうか。そして、2章で紹介した33の習慣もまた、実は「何となく不調」の解消の糸口、自律神経を整えること、良質な睡眠をとることにつながっています。

何か不調があるなら自律神経を整えましょう、良質な睡眠をとりましょう、そのためにはまずは規則的な生活を送って、バランスの良い食事をとりましょう……、多くの本やネット記事にはそう書かれているかもしれません。それはその通りで

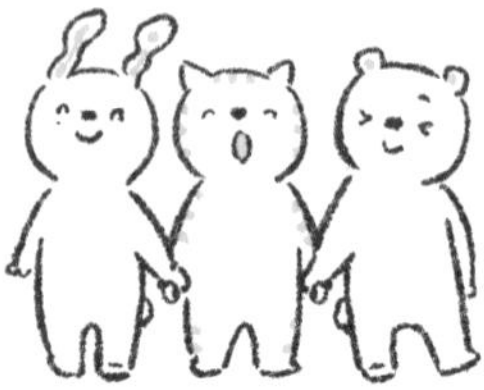

す。ただ、それができるのはある程度心身が元気なときでないと難しいものです。本当に疲れているとき、エネルギーがないときにはそんな気力もありません。

この本を手に取っていただいたあなたに必要なことは、まずは休息です。ただ、休息をとるにしても、ある状況ではとても有効なことが、別の状況ではかえってこじらせてしまうこともあります。例えば休息のため、何も考えずにボーっとする時間を増やしたとしましょう。それで心身の疲れが取れてくることもあれば、逆に心身の疲れが増し袋小路に入り込んでしまうこともあります。そのために、この本では状況に応じた処方箋として、簡単にできる魔法の習慣をそれぞれに紹介しました。

不安があったり、体調が悪かったりして何をしてもうまくいかないようなときは、ネガティブなことがさらにネガティブな状態を引き寄せて悪循環に陥ることがしばしばあります。そしてそれは、日ごろから頑張っている人ほど、起こりやすかったりします。「こんなに頑張ってきたのにどうして？」と言いたくもなります。それはあなただけではありません。かつての私もそうでしたから。

「自律神経を乱してはいけない」整えるために何とかしなければ」、「良質な睡眠を取らなければいけない－早く良質な睡眠を取れるように何とかしなければ」、と考えてはいませんか？　何となく不調が起こるのは悪いことではないですし、自律神経も睡眠も乱れるものとして考えてみましょう。

不調が心身からの声だとしたら、それに気づくだけで◎。気づけたあなたは素晴らしいです。気づけたということは、解消に向けて踏み出したいと心の底で思っている証拠だからです。そして最初から完璧に整えることは考えずに、まずその一歩を踏み出すだけでＯＫです。

「こうなったらどうしよう」ではなく「こうなるといいな」を

私が睡眠や自律神経の研究や勉強をしたり、様々な分野の専門の方たちと話してきたりした中で今、感じているのは、不安や心配事に対して先回りをして「こうなったらどうしよう」「そうならないためにこれをしておこう」と考えるのではなく、「こうなったらいいよね」という未来を描くことが大切だということです。

先回りして心配していたことは、たいていがそのような道筋を辿ってしまうのですが、「それはそれでしかたがない、そういうこともあるよね」と受け入れて、そのうえで先にある明るい未来をイメージしておくくらいのほうが、物事は案外うまくいくのではないかと考えるようになりました。

私の場合は、子育てが始まってから、以前の自分からは考えられないくらいに神経質になってしまいました。「こうなったらどうしよう」ということばかり考えていたころは、そこで感情が止まってしまって先に進まないことに気づいたのです。2章の習慣の中にも挙げましたが、「ま、いっか」と考えるようになってからは、少し視野が広がり、その不安は意外に自分全体を支配するほどのものではなかったと理解できるようになりました。

これを読んでいるあなたも、立場や環境はいろいろだと思いますが、それぞれのシチュエーションで同じように使ってもらえれば、難行苦行とは無縁なココロとカラダの健康を手にできていると思います。

おわりに

最後までお読みいただき、ありがとうございました。

「あなたはあなたのままでいい」それが、私が最後に伝えたいメッセージです。


今の自分が好きになれない、自分に自信がもてない、人が羨ましい、そんな気持ちになる日もあると思います。もしそう思ってしまっても、それは決してあなたが悪いわけではないし、あなたの何かが足りていないわけでもないのです。

十分に休めていないことで、あなたが本来もっているポテンシャルが発揮しきれていないだけ。だから何も心配しなくて大丈夫です。

本書の中で自分ができると思った習慣からスタートすればいいのです。

十分に休めることで、本来のあなたの輝き、能力、強さ、美しさ、その全ての力が花開けることを心から願っています。

本書を出版するにあたり、共に歩んでくださったイースト・プレスの担当編集さん、ライターの岡田稔子さん、イラストレーターのｏｍｉｓｏさん、デザイナーの山田知子さん、本当にありがとうございました。この出会いは私にとって喜びであり、誇りです。

読者の皆さんにとって、本書が自分を労わるキッカケになったり、安心につながるお守りのような存在になったりしてくれたら、著者としてこれ以上嬉しいことはありません。

睡眠コンサルタント

友野　なお

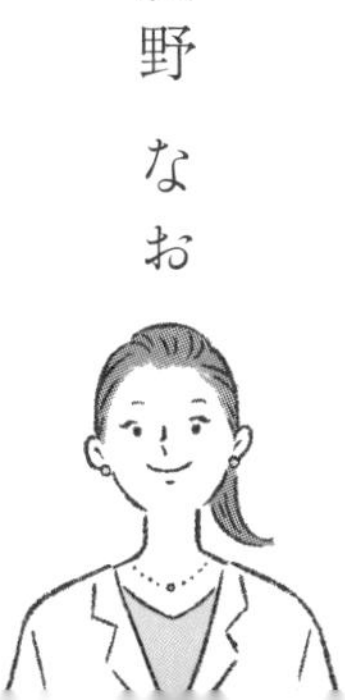

著　友野《ともの》 なお　（睡眠コンサルタント / 株式会社SEA Trinity代表取締役
千葉大学大学院 医学薬学府 先進予防医学 医学博士課程
順天堂大学大学院 スポーツ健康科学研究科 修士
日本公衆衛生学会、日本睡眠学会、日本睡眠環境学会 正会員）

自身が睡眠を改善したことにより、15kg以上のダイエットとパニック障害の克服に成功した経験から、科学的に睡眠を学んだのち、睡眠の専門家として全国にリバウンドしない快眠メソッドを伝授。著書に「眠れないあなたを救う睡眠ファースト」(主婦の友社)など多数発売され、韓国・台湾・中国全土でも翻訳され発売されている。眠れると話題の「ぐっすり眠れる不思議な塗り絵」(西東社)は9シリーズ発売されるほどの人気。

イラスト　omiso

山梨県出身。デザイン会社・菓子メーカー勤務を経たのちイラストレーターへ。
人物やたべものをモチーフを中心に描き、広告や書籍等の媒体で制作を担当。

ココロとカラダを整《ととの》える オトナ女子《じょし》の休《やす》み方《かた》

2023年6月16日　初版第1刷発行

著者　友野《ともの》 なお
イラスト　omiso
装丁・本文デザイン　山田知子＋門倉直美(chichols)
編集協力　岡田稔子
発行人　永田和泉
発行所　株式会社イースト・プレス
〒101-0051
東京都千代田区神田
神保町2-4-7 久月神田ビル
TEL：03-5213-4700
FAX：03-5213-4701
HP：https://www.eastpress.co.jp/
印刷所　中央精版印刷株式会社

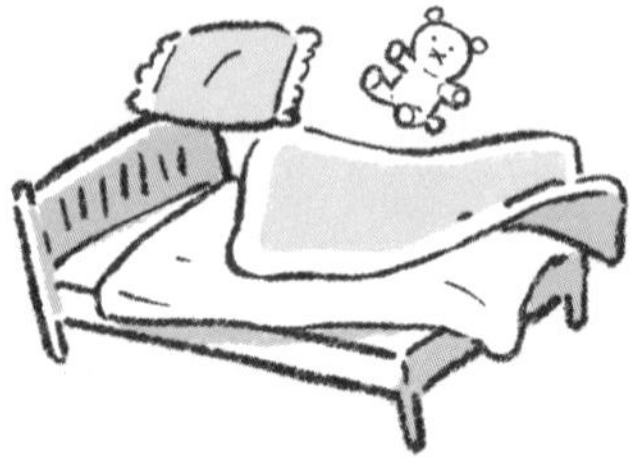

ISBN978-4-7816-2209-5